슬기로운 수면생활

당신의 생활을 활기차게 바꾸는 숙면의 힘!

슬기로운 수면생활

서진원 지음

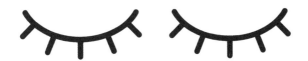

북산

수면 장애는 분명히
극복할 수 있고
개선될 수 있습니다

필자는 건강한 삶과 수면에 관해 연구하는 〈바른 수면 연구소〉를 운영하고 있습니다. 잠 때문에 고민하는 사람들을 만나 상담도 해주고 도움이 되는 방법들을 제시해주는 일을 주로 합니다. 상담할 때마다 우리 사회가 얼마나 잠에 대해 무지하고 잠을 무시해왔는지 자주 깨닫게 됩니다. 본인이 얼마나 잠이 부족한 상황인지, 현재 어떤 수면 장애를 앓고 있는지조차 인식하지 못하는 경우가 참 많습니다. 이는 대부분 자신이 처한 현실적인 문제 때문에 잠자는 일을 미루거나 우선순위에서 제쳐 놓았기 때문일 것입니다. 솔직히 말씀드리자면, 잠을 터부시한 사람들은 결론적으로 심각한 질환으로 발전할 가능성이 매우 큽니다. 실제로 다른 질병에도 수면이 큰 영향을 미치는 것으로 보고되고 있습니다. 필자는 절실하게 수면이 인간의 기본적인 욕구이자 행복의 원천이라고 생각합니다.

사람들은 곧잘 잠을 근면성의 기준으로 판단하는 경우가 많습니다. 무슨 일을 하든지 잠을 줄여서 해야 성실하다는 평가를 받고, 일찍 일어나 움직여야만 건강할 수 있다는 왜곡된 믿음을 가지고 있습니다. 인공지능 시대에 살고 있으면서 노동과 능력을 질이 아닌 시간으로 계산하는 것입니다. 먹고 마시고 즐기는 것에는 아낌없이 투자하면서 잠자는 일은 아깝게 생각합니다. 잠이 이처럼 과소평가되는 것은 잠을 생명과 건강의 주체로 생각하지 않고 소비한다고 생각하기 때문인지도 모릅니다.

우리 몸을 관장하는 뇌는 잠을 자야만 온전히 자신의 역할을 합니다. 수면 장애로 계속 잠들지 못하는 상태가 지속하면 뇌는 쉽게 말해서 과부하로 에러가 날 수밖에 없습니다. 우리 몸은 단순하게 잘 먹고 잘 자는 시스템에 맞춰져 있고, 그 기준에 못 미치거나 과하면 어떤 방법으로든지 표시를 냅니다. 그 표시를 알아채지 못하거나 무시할 경우 몸의 방어기제는 질병이라는 최후의 수단으로 경고를 하는 것입니다.

필자도 수면의 가치를 얕보아 한때 불면증에 시달린 적이 있습니다. 잠은 아무 때나 마음만 먹으면 잘 수 있다고 생각했습니다. 마치 마음이 변해 떠난 애인이 다시 돌아올 거라고 믿는 것과 같았습니다. 공부도 때가 있고 사회적 욕망도 시류를 잘 타야 한다고 생각하며, 일주일에 사나흘은 불면의 밤을 보내며 공부했습니다.

그런데 어느 날부터인가 아무리 노력해도 잠이 오지 않는 밤이 계속되었습니다. 자려고 노력하면 할수록 정신은 더 또렷해지고 몸은 점점 무거워졌습니다. 수면 장애를 극복하기까지 꽤 오랜 시간이 필요했습니다.

수면 장애는 분명히 극복할 수 있고 개선될 수 있습니다. 그러나 모든 질병이 그렇듯 적절한 시기를 놓치면 또 다른 질병에 큰 영향을 준다는 사실을 알아야 합니다. 단순히 잠을 못 자 피곤하니 조금 쉬면 괜찮겠지 정도로만 생각하지 말고, 적극적인 태도로 좋은 수면 환경을 만들어 숙면을 할 수 있도록 노력해야 합니다.

잠은 버릇이고 습관입니다. 좋은 습관은 삶에 긍정적인 영향을 주지만, 나쁜 습관은 나중에 쌓이고 쌓여 불행을 초래하게 됩니다. 잠버릇도 마찬가지입니다. 잠버릇을 좋게 길들이면 삶의 질을 확 높여주지만 잘못 길들이면 삶을 불행하게 만들 수 있습니다. 치열한 경쟁 사회에서 살아남기 위해 밤잠을 줄여가며 공부하고 자신에게 투자하는 것도 좋지만, 내일 아침 거뜬하게 일어나려면 오늘 밤 꼭 숙면하시기 바랍니다.

많은 독자가 이 책을 읽고 올바른 수면에 대해 알았으면 합니다. 특히 불면증과 수면 장애를 겪고 있는 환자와 보호자들에게 작은 도움이 되길 바라며, 행복하고 건강한 삶을 꿈꾼다면 다른 일에 잠을 양보하지 않기를 바랍니다. 『슬기로운 수면생활』을 통해서 삶의 질을 크게 향상하고, 건강한 삶을 위해서 건강한 수면이 필수적인 요소라고 생각하시기를 바랍니다.

다음 책은 '국내외 유명 호텔에서의 꿀잠'을 주제로 하고 있습니다. 호텔의 가장 본질적인 기능이 행복한 잠자리 때문입니다. 호텔을 고르는 기준은 여러 가지가 있지만, 그중에서도 우리가 절대로 간과하지 말아야 할 것은 바로 '수면'입니다. 역사가 다르고 문화와 서비스가 각양각색인 여러 호텔을 알아보고, 호텔에 따른 수면 환경과 만족도 침대 등에 관한 이야기를 들려드리고자 합니다. 이를 통해 독자 여러분들도 호텔과 수면에 관한 상식을 늘리고 자신의 취향에 맞는, 최적의 수면 환경을 제공하는 호텔을 찾는 유익한 기회가 되리라 생각합니다.

이러한 필자의 생각과 기획에 언제나 긍정적으로 호응해주시고 좋은 책을 만들어주시는 도서출판 북산에 감사드립니다.

2021년 3월
바른수면연구소 소장 서진원

Chapter 1   수면이 당신의 건강과 행복을 좌우한다

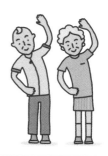

Chapter 2　　수면 부족으로 생기는 몸의 신호와 질병들

Chapter 1

수면이 당신의 건강과
행복을 좌우한다

수면이 곧 건강의
지표다

Z
Z
Z

인간의 평생 수면 시간은 대략 26년 정도라고 합니다. 개인마다 차이가 있겠지만 사는 동안 활기차고 건강하게 일상생활을 하려면 적어도 평균 이상의 시간을 수면에 사용해야 합니다. 수면은 우리 몸에서 가장 중요한 뇌의 기능과 밀접한 관계가 있습니다. 수면을 취함으로써 뇌를 쉬게 하고, 뇌가 휴식을 취함으로써 우리 몸이 지치거나 병들지 않고 제 기능을 정상적으로 유지할 수 있는 것입니다.

뇌과학자들이 세계적인 국제학술지 《사이언스》에 발표한 내용에 따르면, 뇌는 잠을 잘 때 대청소를 한다고 합니다. 뇌에 쌓인 각종 노폐물을 수면 중에만 뇌척수액으로 깨끗이 씻어내는 정화작용을 한다는 것입니다. 불면증으로 발생하는 각종 질환 역시 뇌 안에 쌓인 독소와 노폐물을 제거하지 못해서 생기는 질병들입니다. 이처럼 수면은 우리 몸을 관장하고 명령하는 뇌 질환과 직접적인 연관이 있어, 갈수록 과학자들의 중대한 연구 목표가 되고 있습니다. 그렇다면 우리는 과연 잠에 얼마나 많은 관심과 시간을 투자하고 있는지 따져봐야 합니다.

산업화로 인해 지속해서 확장되는 도시의 불빛과 소음은 불면증이라는 수면 장애를 만들고, 첨단 과학을 추구하는 현대 사회는 그런 불면의 호모 나이트쿠스들을 버려두고 있습니다. 더 위험한 경고는 수면의 질입니다. 현대 문명이 낳은 병인 불면증을 극복하고 치료하려는 적극적인 자세가 필요합니다. 화려한 도시의 불빛에 지쳐가는 우리 몸을 한시라도 빨리 달콤한 꿈나라로 인도해 생기 가득하고 건강한 몸으로 만들어야 합니다.

수면의 가치를
인정해야 건강 사회다

예부터 우리는 게으른 사람과 부지런한 사람의 기준을 잠의 양으로 나누곤 했습니다. 몸 상태와 환경에 따라 잠의 양이 다를 텐데, 잠을 적게 자고 많이 활동하는 사람은 성실하다고 평가하고, 활동 시간보다 잠을 더 많이 자는 사람은 불성실할지도 모른다고 생각했습니다. 서양 속담 역시 '일찍 일어나는 새가 멀리 볼 수 있고 벌레도 많이 잡아먹는다'라고 한 것을 보면, 잠에 대한 속설이 지나치게 왜곡되었음을 알 수 있습니다.

미국의 천재 발명가 토마스 에디슨은 잠을 '인생의 낭비'라고까지 말했습니다. 하지만 과연 그럴까요? '그렇게 잠을 줄여가며 열심히 살아온 당신, 지금 건강하십니까?'라고 질문하지 않을 수 없습니다. 이제는 게으름에 대한 평가를 잠이 아니라 일에 대한 책임과 의지로 판단해야 합니다. 목표 지향적으로만 달려온 우리 사회의 가장 큰 문제도 휴식에 대한 편견입니다. 우리 몸도 잘 쉬어야 컨디션이 좋아지듯, 일의 효율성을 높이려면 야근과 특근이 아니라 완벽한 쉼이라고 할 수 있는 수면의 가치를 인정해주는 것입니다.

입원실 소등 시간이 빠른 것도 환자들의 수면을 돕기 위한 것입니다. 입원 환자들은 대부분 시간을 입원실이라는 한정된 공간에서 보내야 하므로 건강한 사람보다 수면 시간이 더 깁니다. 치료 효과를 높이고 통증을 완화하는 데 매우 중요한 일이기 때문일 것입니다.

스페인이나 이탈리아 같은 지중해 연안 국가에서는 '시에스타'라는 낮잠 시간이 있습니다. 처음 스페인 여행을 갔을 때 한낮인데도 상점이 꼭꼭 닫혀 있어 무슨 일인가 하고 당황했던 경험이 있습니다. 알고 보니 이곳은 한나절 중 정해진 시간이 되면 모든 사람이 하던 일을 멈추고 낮잠을 자는 문화가 있었습니다. 우리로서는 언뜻 이해하기 힘든 일이지만, 잠깐의 수면으로 원기를 회복하고 맑은 정신을 되찾아 다시 일하면 성과가 크다는 발상일 것입니다.

국가적 차원에서 낮잠 시간을 장려한다는 사실은 최고의 복지일 것입니다. 우리와는 많은 문화 차이가 있어 당장 적용하기는 어렵겠지만, 적어도 '잠은 낭비'라는 사실에는 공감하지 말아야 하겠습니다. 건강한 몸은 건강한 사회를 만들기 때문입니다.

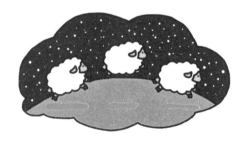

보약 한 사발보다
잠 한 시간이 낫다

경쟁 사회에 사는 이상 스트레스를 받지 않을 수는 없습니다. 학생들은 입시 문제 때문에, 취업 준비생은 낮은 취업률 때문에 스트레스를 받습니다. 이러한 것만 보아도, 사람들은 일부러 잠을 안 자는 것이 아니라 우리 사회의 상황 때문에 잠들지 못하는 것입니다. 남들과 비슷한 수준을 유지하는 것조차 힘든 사회에서 할 수 있는 것은 죽어라 공부하거나 일하는 것입니다. 이 때문에 잠을 쫓기 위해 커피를 마시거나 각성제와 영양제, 보약으로 버티며 일하고 공부하는 사람들이 실제로 많습니다. 하지만 그런 방법으로는 오래 버티지 못합니다. 일시적인 효과는 볼 수 있겠지만 결국에는 수면 장애로 인한 부작용이 더 클 수도 있습니다. 아무리 좋은 명약이라도 달콤한 잠을 이길 수는 없습니다. 카페인 중독으로 잠을 털어내며 공부할 수는 있지만, 이후에 올 수 있는 더 큰 부작용을 간과할 수는 없습니다.

〈바른수면연구소〉를 경영하다 보니 잠에 대한 고민 탓에 상담하러 오는 분들이 종종 있습니다. 의사도 아니고 약사도 아닌 필자가 도움 줄 방법은, 숙면을 할 수 있는 최적의 환경에 관해 설명해주는 것입니다. 입시생을 둔 한 학부모는 자녀가 시험이 코앞인데 공부하는 시간보다 잠자는 시간이 더 많아 걱정이라고 했습니다. 또 한 분은 오랜 시간 병원 생활을 하는 환자의 보호자인데, 약을 먹어야 잠을 잘 수 있을 정도로 불면증이 심하다고 했습니다. 전자는 잠자는 시간은 많은데 수면의 질이 좋지 않은 경우이고, 후자는 아예 잠을 못 자서 심각한 후유증이 생긴 경우입니다.

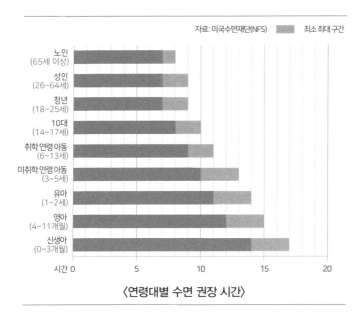

자료: 미국수면재단(NFS)   최소 최대 구간

노인
(65세 이상)

성인
(26~64세)

청년
(18~25세)

10대
(14~17세)

취학 연령 아동
(6~13세)

미취학 연령 아동
(3~5세)

유아
(1~2세)

영아
(4~11개월)

신생아
(0~3개월)

시간 0   5   10   15   20

〈연령대별 수면 권장 시간〉

꿀잠 한 시간이 온갖 영양제와 보약 한 사발보다 낫다는 이야기는 그러니까, 현대 과학으로도 쉽게 극복할 수 없는 수면 환경의 중요성에 대해 말하는 것입니다.

수면은
양이 아니라 질이다

잠을 달게 자면 아침에 일어났을 때 몸과 마음이 가뿐합
니다. 기합 소리 한 번이면 벌떡 일어날 수 있습니다. 그러
나 밤새 뒤척이느라 잠을 설친 아침이면 몸이 천근만근입
니다. 눈은 떴지만, 몸이 무거워 쉽게 일어날 수가 없습니
다. 초저녁부터 잠자리에 들었는데도 아침에 컨디션이 좋
지 않다면 숙면하지 못한 것이고, 몇 시간 못 잤는데도 몸
이 상쾌하다면 잠을 잘 잤다는 뜻입니다. 개인의 수면 환경

차이에 따라 수면의 양과 편차가 있겠지만 일반적으로 평균 수면 시간의 기준보다 너무 많거나 너무 적게 잔다면 수면의 질을 진단해 볼 필요가 있습니다.

오랜 시간을 잠에 투자하기보다 짧지만, 단잠을 자기 위한 습관을 길들이는 것이 중요합니다. '어제 못 잤으니 오늘 길게 자면 된다'라는 식의 잠버릇은 잘못된 수면 습관을 만들어 몸의 리듬을 흐트러지게 해 호르몬에 영향을 준다는 의학계의 보고도 있습니다. 잠깐이지만 양질의 수면을 취하는 것이 오랜 시간 누워 억지 잠을 청하는 것보다 낫습니다.

OECD 국가 중 우리나라 성인들의 수면 시간이 최하위권에 속한다는 통계가 있습니다. 이는 경제발전의 가속화가 만든 불행한 성적입니다. 지금은 법정 근로시간이 만들어졌지만, 경제성장이 한창이던 시절에는 잠을 줄여 일하는 시간에 투자하는 것이 당연했습니다. 수면 부족 국가라는 불명예도, 어쩌면 그때 길든 습관이 지금까지 이어지고 있는 것인지도 모릅니다. 산업현장에서 자주 발생하는 안전사고도 수면이 부족하고 숙면하지 못해서 생기는 재해일 것입니다.

　사람의 기억력은 스트레스에 절대적으로 취약하다고 합니다. 숙면으로 쉬지 못한 뇌는 쉬지 않고 가동되는 기계와 같아서, 언제 어느 때 과열로 사고가 발생할지 모릅니다. 머리가 무겁고 기억력과 집중력이 떨어진다면 잠이 부족하기 때문이라는 사실을 깨달아야 합니다. 스트레스로 머리가 아프다는 것은 모든 것을 내려놓고 숙면하라는 신호입니다. 잠시 잠깐이라도 내 몸을 위해서 눈을 감고 단잠을 허락해야 합니다.

　잠을 줄여가며 보다 나은 삶의 질을 찾을 수 있다면 다행이지만, 우리 몸의 피로감과 스트레스는 해소하기 어려울 것입니다.

수면을 통해
진정한 나를 만나다

꿈이란 잠을 자는 동안 실제처럼 보고 만지는 등의 체험을 경험하는 정신 현상을 말합니다. 잠을 자는 동안 뇌수의 활동이 시작되는데, 이때 일어나는 표상(表象)을 꿈이라고 하며 잠에서 깨어나 꿈 내용이 회상되는 것을 우리는 흔히 '꿈을 꾸었다'라고 얘기합니다.

개인에 따라서 너무 많은 꿈을 꾸는 예도 있고 꿈을 전혀 꾸지 않는 사람도 있습니다. 그것은 얕은 잠과 깊은 잠을 자는 원인의 결과일 수도 있고, 기억의 문제일 수도 있습니다.

꿈은 보통 렘수면 단계에서 꾸는 경우가 많은데, 전체 수면의 약 20%를 차지한다고 합니다. 꿈의 내용에 따라서 기억이 더 잘 날 수도 있고, 꿈은 꾸었지만 잠을 깊이 잤을 경우 기억하지 못할 수도 있습니다. 그러나 아무리 좋은 꿈을 꾸었다고 해도 자주 또는 오랜 시간 꿈에 시달리는 경우라면 건강을 의심해 봐야 합니다. 우선 수면 무호흡증으로 인한 수면 장애를 의심해 볼 수 있습니다. 수면 무호흡증은 우리나라 중년 인구 다섯 명 중 한 명꼴이라고 합니다. 이는 수면 장애뿐만 아니라 심혈관 질환과 고혈압, 당뇨병, 부정맥 같은 성인병을 초래할 수 있으므로 단순히 꿈의 문제로만 생각해서는 안 될 것입니다.

꿈에 대한 해석은 문화권에 따라 매우 다릅니다. 꿈을 미래에 대한 예지력으로 보는 문화권의 심리학자 카를 융은 꿈을 '영혼의 가장 깊숙하고 비밀스러운 곳에 자리한 작은 문'이라고 했으며, 정신분석학자 지그문트 프로이트는 '우리의 잠재의식으로 승화된 억눌린 욕망과 두려움, 바람이 꿈으로 드러난 것이다'라고 주장했습니다.

　길몽과 흉몽에 유난히 민감한 사람들은 꿈의 의미를 애써 만들기도 하고 자신만의 해석을 내놓기도 하지만 자칫 혹세무민이 될 수 있으므로 조심해야 할 것입니다. 오늘날 '꿈은 무의식적인 소망과 바람이 기회가 생길 때마다 드러내는 의식적인 현상'이라는 프로이트의 주장에 설득력의 무게가 실리는 이유도, 잠을 잘 자야 건강한 몸을 유지할 수 있고 그래야만 현실적인 욕망을 충족할 수 있기 때문일 것입니다.

　이렇듯 꿈에 대한 해석과 주장은 많은 심리학자와 정신분석학자의 주장에 따라 수많은 견해가 있지만, 결국은 수면으로 인해 생기는 현상입니다. 단순하게 잠을 잘 자느냐 못 자느냐의 문제로만 본다면 꿈도 건강해야만 좋은 꿈을 꿀 수 있다는 사실이 우선일 것입니다.

숙면으로 건강과 장수라는
두 마리 토끼를 잡자

연예인 송해 씨는 90대 중반의 나이에도 《전국노래자랑》이라는 장수 프로그램을 진행하며 왕성한 활동을 하고 있습니다. 그 나이 때의 보통 사람이라면 요양원 신세를 지고 있거나 웬만해서는 바깥출입이 어려운 경우가 많은데, 송해 씨는 여전히 쩌렁쩌렁한 목소리로 프로그램을 진행합니다. 그 작은 체구의 어디에서 그런 에너지가 나오는 것인지 궁금해하는 사람들이 많을 것입니다.

송해 씨가 어떤 방송에서 자신의 건강과 장수 비결에 대해 말했습니다.

"나는 식이섬유가 많은 우거지 같은 식자재로 만든 음식을 좋아하고, 매일같이 걸어 다니고, 일찍 자고 일찍 일어납니다."

송해 씨의 건강 비결은 누구나 다 알고 있으며 쉽게 따라 할 수 있는 방법입니다. 돈을 들여 운동하거나 특별한 음식을 먹는 것이 아니라 우리가 조금만 신경을 쓰면 할 수 있는 지극히 일반적인 생활입니다. 필자는 특히 송해 씨의 건강 비법 중 충분한 수면을 장수의 비결이라고 생각합니다. 매일 같은 시간에 잠자리에 드는 습관은 숙면을 취할 수 있는 충분조건이기도 합니다. 기상 시간 또한 습관이 되다 보니 몸이 알아서 정화작용을 통해 컨디션을 조절해주는 것입니다. 이렇게 인체는 우리가 잠을 자는 동안에도 멈춰있지 않고 계속 활동하고 있다는 것을 알아야 합니다.

서울대학교 노화연구센터에서 발표한 조사 내용에서도 '9시간 이상의 충분한 수면'을 장수의 가장 큰 조건이라고 밝히고 있습니다. 90살 이상의 장수 노인 91명을 대상으로 조사한 결과, 70% 이상의 노인들이 '9시간 이상 잠을 잔다'라고 답했다고 합니다. 이러한 결과만 보아도, 잘 먹고 잘 자는 습관이야말로 '최고의 건강 비법'이라고 할 수 있습니다.

낮에 일하고 밤에 잠을 자는 일은 자연의 섭리입니다. 자연의 섭리대로 살아갈 수 있다면 누구나 건강하게 행복한 백세시대를 맞이할 수 있을 것입니다.

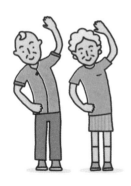

나에게 맞는
수면 시간을 지키자

사람마다 적정 수면 시간은 다릅니다. 연구에 따르면 하루 4시간만 잠을 자도 생활에 아무런 지장이 없는 유전자를 가지고 태어난 사람도 있습니다. 이런 사람들은 보통 사람보다 짧게 자도 금세 피로가 풀립니다. 반면에 10시간 이상을 자도 종일 피곤해하는 사람도 있습니다. 그렇다면 자신한테 맞는 적정 수면 시간은 어떻게 알 수 있을까요?

우선 가장 쉽게 잠들 수 있는 때를 취침 시간으로 정합니다. 일반적으로 저녁 10시 정도가 적당합니다. 기상 시간의 8시간 전 정도입니다. 이를테면 출근하기 위해서 7시에 일어나야 한다면 밤 11시에는 잠자리에 들어야 합니다.

처음 정한 취침 시간을 일주일 동안 지키면서 일어난 시간을 기록합니다. 기록 결과 만일 수면이 부족했다면 하루 이틀 정도 오래 잘 수 있으므로 무시해도 좋습니다.

알람 시계 없이 일어날 수 없거나 온종일 피곤하다면 수면 시간이 부족하다는 증거입니다. 만일 이러한 증상이 일주일 후까지 계속된다면 다음 일주일은 15~30분 정도 일찍 잠자리에 듭니다. 반대로 일주일 내내 일찍 깨어난다면 수면 시간이 길다는 뜻이므로 더 늦게 잠자리에 듭니다.

같은 방법으로 알람 시계 없이 기상하고 종일 쌩쌩하게 보낼 수 있는 시간을 찾습니다. 이렇게 찾은 시간이 자신에게 맞는 수면 시간입니다.

다만 주의할 점은 호르몬이 왕성하게 활동하는 밤 10시에서 새벽 2시 사이에는 잠드는 것이 좋다는 것입니다. 같

출처: 건강보험심사평가원 / 단위: 시간당 분비량(ng/hr)

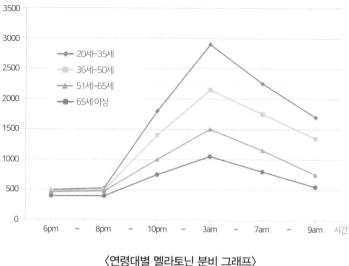

〈연령대별 멜라토닌 분비 그래프〉

은 시간에 자더라도 이 시간대에 잠을 자면 더 깊게 잘 수 있습니다. 이는 수면 시간을 90분 주기로 잡았을 때, 렘수면(몸은 자고 있지만, 뇌가 깨어있는 상태)과 논 렘수면(몸과 뇌가 휴식하고 있는 상태)이 한 세트로 반복해서 활동하기 때문입니다. 이처럼 자기에게 맞는 수면 시간을 찾는 것만으로도 수면의 불편함을 많이 줄일 수 있습니다.

잠을 자야 한다는
강박을 버리자

불면증의 가장 큰 적은 강박 관념입니다. 잠을 못 잤으니 잠을 자야 한다는 강박감이 더 잠들기를 방해하는 것입니다. 잠들기 위해서 의식적인 노력을 하면 할수록 정신은 또렷해지고 몸은 점점 피곤해집니다. 물론 환자의 경우는 통증 때문에 잠들지 못하는 경우가 더 많을 테지만 건강한 사람이 잠에 대한 강박으로 불면증이 생겼다면 잠들기 위한 나름의 방법을 시도해 봐야 합니다. 환자의 경우라도 약물에 의존해야 잠을 잘 수 있다는 강박에서 벗어나 자기만의 잠드는 방법을 찾도록 노력해야 합니다.

잠들기 위해 보통은 숫자를 세거나 양을 세거나 하는 등의 자기 최면을 유도하지만, 이는 실패할 확률이 높습니다. 단순 반복적인 숫자 세기는 무언가를 떠올리거나 기억하려 애쓰는 작업이 아니라 자연스러운 연산 작용의 반복이라 쉽게 잠들기가 어렵습니다.

그보다는 그날 있었던 일들을 머릿속으로 떠올려보는 것이 더 효과적일 수 있습니다. 아침에 일어나 무엇을 했고, 그 일을 할 때 기분은 어땠는지, 그 일에 대한 사람들의 반응은 어땠는지 등의 상황과 장면을 떠올려보는 것입니다. 이는 머릿속으로 일기를 자세하게 쓰는 행위나 마찬가지라 사실 굉장히 피곤한 일입니다. 뇌는 이런 생각들 때문에 노곤해지고, 결국 자신도 모르게 잠에 빠지게 됩니다. 이것은 뇌가 일과를 복기하면서 다시 경험하는 것과 같은 착각을 하게 함으로써 기분 좋은 피로감이 몰려오게 하는 것입니다.

개인마다 적정 수면 시간이 다르므로 적정 시간의 기준

에 얽매일 필요는 없습니다. 하지만 자신의 잘못된 믿음과 비합리적인 신념에 집착하는 행동이 오히려 불면증을 유발하고 자신이 건강을 해칠 수 있다는 사실을 깨달아야 합니다.

낮잠이 내 몸을
살린다

우리가 잘 알고 있는 성직자 프란체스코 교황의 낮잠에 대한 일화는 유명합니다. 그는 아무리 바쁜 일정 중에도 낮잠만큼은 포기하지 않는다고 합니다. 고령의 몸으로 각종 국제행사와 공식 석상 등을 소화하려면 당연히 휴식 시간이 필요할 것입니다. 바티칸 교황청은 교황의 건강을 위해 매일 낮잠 시간을 정해 지키고 있다고 합니다.

낮잠은 더 부끄러운 일이 아닙니다. 미국의 국립수면재

단에서는 낮잠을 '유쾌한 사치, 세상에서 가장 짧은 휴가'라고 했습니다. 그만큼 낮잠이 우리의 건강과 직결되어 있다는 뜻일 것입니다. 밤잠이 충분치 못해 피로해진 우리의 뇌를 쉬게 하여 제 기능을 되찾게 해주는 것이 낮잠입니다. 짧지만 깊게 잘 수 있는 낮잠은 신경 내분비계와 면역계를 건강하게 회복시켜 준다는 의학계의 보고도 있으니, 낮잠은 휴가와 같은 가치가 있다는 말이 틀린 말은 아닌 것 같습니다.

정오에 낮잠을 자면 혈압이 5% 정도 낮아지고 심장마비 발생 가능성이 작아진다는 연구결과도 있습니다. 수면은 꼭 어두운 밤에만 취하는 것이 아니라는 말입니다. 요즘에는 밖에서도 피곤하면 잠시 누워 쉬거나 낮잠을 잘 수 있는 '낮잠 카페'가 생겨나고 있습니다. 특히 회사들이 밀집해 있는 지역에는 이런 낮잠 카페들이 성업 중이라고 하니, 책상에서 눈치 보며 졸거나 몰려오는 졸음을 참아가며 일하는 직장인들에게는 더없이 좋은 소식일 것입니다. 앞으로는 우리 사회도 낮잠이 허용되는 문화가 점점 확산할 거로 생각합니다.

그렇다면 낮잠 자기 좋은 최적의 시간은 언제일까요? 전문가들은 이른 오후가 가장 좋기는 하지만, 스트레스를 받아 몸이 늘어지거나 머리가 무겁다면 그때가 바로 낮잠을 자야 할 시간이라고 말합니다.

낮잠은 일의 생산성과 효율성을 더 높이고 건강을 챙기는 일입니다. 따라서 부정적인 시선으로 바라볼 일이 아닙니다. 점심 식사 후 졸음을 쫓기 위해서 여러 잔의 커피를 마시는 경우가 흔한데, 이보다는 아주 잠깐의 낮잠으로 건강과 일이라는 두 마리 토끼를 잡는 것이 훨씬 바람직할 것입니다.

좋은 수면은
면역력을 키운다

몸의 면역체계를 무너뜨리는 원인 중 대표적인 예가 여섯 가지라고 합니다.

첫 번째는 수면 부족입니다. 일주일 동안 4시간을 잔 실험자와 7~9시간의 충분한 수면을 취한 실험자를 대상으로 면역체계 검사를 했더니 그 차이가 극명했다고 합니다.

잠을 적게 잔 실험자는 백혈구 수가 감소했고, 잠을 제대로 잔 실험자의 백혈구 수는 지극히 정상으로 나왔습니다.

또한 수면 부족으로 인해 독감에 대한 항체가 절반으로 줄어들었다는 사실도 밝혀졌습니다. 백혈구 수가 감소했다는 것은 면역력이 약해졌다는 뜻입니다.

두 번째는 설탕입니다. 설탕 100g을 섭취하면 최대 5시간 동안 우리 몸의 세균을 죽이는 백혈구의 능력이 급격히 떨어진다는 연구입니다.

세 번째는 탈수 증상입니다. 우리 몸은 하루에 8잔 이상의 물을 충분히 마셔주는 것이 좋습니다. 물과 함께 온몸을 도는 체액이 면역에 손상을 주는 독소를 씻어내고 각종 영양소를 감염된 곳으로 보내는 역할을 하기 때문입니다. 그런데 물이 충분하지 않아 탈수 증상이 오면 이러한 기능이 떨어지는 것입니다.

네 번째는 공기의 오염입니다. 공기 오염은 면역체계에도 영향을 준다는 연구가 있습니다. 특히 공기 오염을 일으키는 PAHs(다환방향족 탄화수소)는 면역체계 손상 사이에 연관성이 있다는 사실이 밝혀졌습니다. PAHs는 폐파이프, 그리고 도로포장 마감재인 콜타르 밀폐제에 많이 함유되어 있으며, 차도, 운동장, 주차장 등에서도 많이 나옵니다.

다섯 번째는 살충제로 인한 자가면역질환입니다. 우리 생활 전반에 노출된 살충제는 여성의 경우 루푸스(낭창)나 류머티즘 관절염에 걸릴 확률이 1년에 6번 정도 살충제를 뿌릴 때를 기준으로 2.5배나 증가한다고 합니다.

여섯 번째는 외로움입니다. 외로움을 즐기는 사람도 있 겠지만, 몸은 우리가 사회적이길 원한다는 것을 말해주는 연구결과가 있습니다. 미국 오하이오 대학교 연구팀은 친 밀한 관계에 대한 걱정을 많이 하는 사람일수록 몸속의 면 역체계가 스트레스에 취약해진다는 사실을 발견했다고 합 니다. 면역 세포 중 하나인 T세포는 평소 몸 안에 질병이 있는지를 수시로 검사하며 모든 신경계에 현재 몸 상태에 대한 정보를 공유합니다. 따라서 외로울수록, 비사교적일 수록 스트레스에 취약해지고 그 결과 질병을 퇴치하는 T 세포의 기능이 약해질 수 있다는 것입니다.

백혈구는 감염이나 외부물질에 대항하여 신체를 보호하 는 면역 기능을 수행하는 세포입니다. 이 세포의 기능이 약 해지면 염증 치유 속도가 느려지고, 감기 같은 비정형성 바

이러스와 싸우는 힘도 약해지는 것은 물론이거니와 결정적으로 백혈구 안에 들어 있는 T세포의 면역 기능 역시 저하될 것입니다. 결국 수면이야말로 면역력 강화의 시작과 끝인 셈입니다.

여러 가지 건강 보조제를 먹는 것도 좋지만, 그보다 먼저 달콤한 수면에 빠지는 것이 가장 중요하다는 것을 잊지 말아야 할 것입니다.

환자를 위해 간병인의
수면도 챙겨야 한다

수면 장애는 사실 환자보다 보호자의 문제가 더 크다고 할 수 있습니다. 환자는 병증에 따라 의사의 처방을 받아 유연하게 대처할 수 있지만, 환자를 24시간 간호해야 하는 보호자의 입장은 다릅니다. 환자가 언제 어느 때 불편함을 호소할지 모르다 보니 거의 매일 밤 마음 편히 잠잘 수 없는 형편입니다. 그래서 '긴 병에 효자 없다'라는 말이 나오고, 병간호하다가 병이 든다고 하는 모양입니다.

병원에서 하루 이틀 병간호를 하다 보면 엄살이 아니라 실제로 몸이 금방 지치는 것을 알 수 있습니다. 좁은 간이 침대에서 쪽잠을 자다 보니 온몸이 쑤시고, 수면 부족으로 인한 피로감이 더 크게 느껴집니다. 더구나 보호자는 환자의 통증까지 함께 감당해야 합니다. 환자가 부모나 자식일 경우에는 그 감정의 통증을 환자보다 더 크게 느끼기 때문에 보호자에 대한 안전장치가 필요해 보입니다.

호스피스 환자를 돌보는 가족이나 간병인의 경우에는 수면 장애로 인한 우울감이 더 높다고 합니다. 환자의 수발을 드는 것도 힘들지만 죽음에 이르는 환자의 상태를 곁에서 지켜보는 일은 보호자 또는 간병인에게 삶과 죽음이라는 무거운 문제에 부딪히게 하기 때문입니다. 삶을 아무리 내려놓거나 깨달았다고 해도 죽음을 긍정적으로 바라보기는 쉽지 않은 일입니다. 더구나 사랑하는 사람의 죽음을 지켜봐야 하는 일만큼 힘들고 고통스러운 일은 없습니다. 정신적으로나 육체적으로 엄청난 스트레스를 감당해야 하는 일입니다.

보호자 또는 간병인이 잠시라도 환자를 잊게 하는 방법

은 대단한 위로의 말이 아니라 병실로부터 분리된 공간에서의 편안한 잠자리일 것입니다.

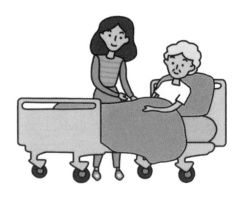

잠도 잘 자기 위한
노력이 필요하다

Z
Z
Z

수면의 원리는 간단합니다. 수면과 각성의 리듬이 체내
시계와 수면 물질에 의해 조정된다는 것입니다. 밤이면 졸
음이 오고 아침이면 눈이 떠지는 것이 바로 체내시계의 작
용입니다. 수면 물질이란 우리 뇌에 축적되는 피로도 같은
것으로 이해할 수 있습니다. 깨어있을 때 뇌에 쌓여 졸음을
유발하는 수면 물질은 잠자고 있는 동안 분해됩니다. 그렇
게 뇌에 쌓인 수면 물질의 양이 줄면 눈이 자연스럽게 떠지

게 됩니다. 마치 소화기관의 작용처럼 우리 뇌는 수면과 연결되어 있습니다. 그런데 이런 수면과 각성의 메커니즘 때문에 아무리 많이 잠을 자더라도 미리 잠을 자 두는 효과를 내는 것은 불가능합니다. 이는 위장이 일주일 치 양식을 미리 소화할 수 없는 것과 마찬가지입니다.

반대로 날마다 수면과 각성의 리듬을 반복하는 인체가 어느 순간 수면 물질을 해결하지 못하면 탈이 나게 되고, 결국 수면 부족, 수면 장애, 불면증 또는 수면 부채 등으로 불리는 증상들을 겪게 됩니다. 이러한 증상으로 생기는 다양한 질환 중 암과 치매에 관한 연구는 비교적 명확합니다. 우선 수면을 충분히 취하면 몸속 면역 세포가 암세포를 공격해 암세포의 증식을 억제합니다. 그러나 수면이 부족하게 되면 면역 세포의 기능 저하로 암세포 증식을 억제하기 힘들어집니다. 실제로 수면 시간이 6시간 이하인 사람은 수면 시간이 7시간인 사람보다 유방암의 위험률이 1.67배 높다는 일본의 연구조사도 있습니다.

수면 부족의 결과는 신체 질환과 관계된 것만은 아닙니

다. 많은 연구를 통해 수면은 인간의 기억, 정서, 창의성에 아주 중요한 차이를 만들어낸다는 것이 밝혀졌습니다.

우리는 그동안 지나치게 수면의 가치를 깎아내려 왔습니다. 부지런함이 미덕이었던 시대에 게으름은 부끄러운 일이었고, 성공과 출세를 하려면 잠을 포기해야 한다는 것이 보편적인 사회적 인식이었습니다. 또한, 잠은 특별한 노력 없이 누구나 쉽게 잘 수 있는 것으로 생각해왔습니다. 사람들은 좋은 음식을 먹고 운동을 하는 일에는 많은 에너지와 정성을 쏟으면서 잘 자기 위한 일에는 무관심합니다. 백세시대 건강습관 가운데 가장 과소평가된 영역이 수면인 까닭도 이와 같은 이유입니다. **건강을 위한 가장 쉽고, 효과적인 방법은 수면 시간을 충분히 확보하고 잘 자는 것입니다.** 건강을 지키고 행복한 삶을 유지하기 위해서는 잠도 잘 자기 위한 노력이 필요하다는 것을 반드시 잊지 말아야 할 것입니다.

Chapter 2

수면 부족으로 생기는
몸의 신호와 질병들

잠을 충분히 자도 피곤해요
〈수면무호흡증〉

코골이와 수면 무호흡증은 밤의 불청객입니다. 밤만 되면 온 가족을 고통스럽게 만드는 것이 코골이이고, 잠을 자다 숨을 쉬지 않아 옆 사람을 놀라게 하는 것이 수면 무호흡증입니다. 수면 무호흡은 수면 중 호흡 정지가 빈번하게 발생하는 것으로, 심한 코골이와 주간 졸림증 같은 수면 장애의 원인이 되기도 합니다. 또한, 수면 무호흡으로 인해 유발되는 저산소 혈증은 다양한 심혈관계 합병증을 유발할 수 있습니다.

코골이는 아무리 가족이라고 해도 한방에서 잠자기 꺼려질 만큼 심각한 질환입니다. 문제는 그런데도 질병임을 인식하지 못해 뒤늦게 치료받는 경우가 흔하다는 것입니다. 코골이와 수면 무호흡증은 지나친 음주와 흡연이 원인이 되기도 하지만 수면 장애의 하나인 만성 불면증이 원인일 수도 있습니다. 하지만 불면증 치료를 하겠다고 수면제를 장기적으로 복용할 경우, 혈압을 상승시키거나 호흡 기

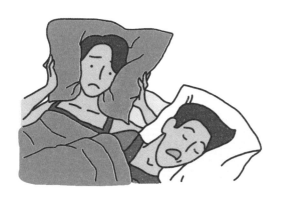

능을 떨어뜨릴 수도 있다고 합니다. 따라서 수면 중 호흡이 불편하게 느껴졌다면 수면다원검사로 다양한 수면 장애를 확인해 보는 것이 좋습니다.

수면 무호흡증은 우리나라 성인 인구의 20~30%가 겪고 있다고 합니다. 그중 가장 흔한 수면 무호흡증인 폐쇄성 수면 무호흡증은 목구멍 뒤쪽의 연한 조직이 기도를 막아 뇌의 명령이 호흡을 조절하는 근육에 제대로 전달되지 않아 발생하는 것입니다. 낮에 주의집중이 잘 안 되고 늘 피곤하다면 수면 무호흡증으로 숙면하지 못한 것이 이유일 수 있습니다.

깊은 수면이 뇌를 청소해준다
〈치매〉

　　고령사회는 만 65세 이상의 국민이 총인구의 14%를 넘어섰을 때를 말합니다. 우리나라는 2017년에 이미 고령사회로 들어섰습니다. 문제는 고령사회를 맞은 우리나라 노인 인구 14% 중 치매 인구가 2018년 추정 약 739만 명으로 10명 중 1명이 치매를 앓고 있다는 사실입니다. 그 숫자는 갈수록 빠르게 늘어나고 있으며, 2025년이면 100만 명, 2039년이면 200만 명이 넘을 것으로 예상합니다.

이처럼 치매는 고령사회가 떠맡아야 할 큰 사회적 문제로 우리나라뿐만 아니라 세계인이 극복하고 대처해 나가야 할 과제라고 할 수 있습니다.

그렇다면 노인성 질환인 치매 발생의 원인은 무엇이며 수면과는 어떤 관련이 있을까요?

깊은 잠을 자면 다음 날 기분이 상쾌하고 머리가 맑아진 것 같은 느낌이 듭니다. 실제로 잠을 잘 자면 뇌가 깨끗해지는데, 이러한 신기한 현상은 잠을 자는 동안 뇌에 특별한 시스템이 작동되고 있기 때문입니다.

2019년 국제과학학술지 《사이언스》에 발표된 논문에 의하면 수면이 부족할 경우 치매 물질로 꼽히는 물질 중 하나인 타우의 농도가 급속도로 증가한다고 합니다. 특히 타우와 아밀로이드가 비정상적으로 축적되면 단기 기억 부위인 해마가 가장 큰 피해를 보고, 점차 뇌 전체로 퍼져나가게 됩니다.

이런 연구결과를 종합해보면 뇌는 깊은 잠을 못 자거나 적게 자면 노폐물이 뇌에 계속 쌓여 신경세포가 손상되고 기억력을 포함한 인지기능이 점진적으로 떨어지며, 결과적으로 뇌 손상과 치매로 진행된다는 것을 알 수 있습니다.

치매는 아직 완전한 치료 약이 없습니다. 따라서 뇌를 건강하게 지키기 위해 뇌를 훈련하고, 적극적인 사회 활동과 운동, 건강한 식사 등의 생활요법이 권장되고 있습니다. 마지막으로 뇌에 쌓인 노폐물들이 밖으로 잘 배출될 수 있도록 잠을 규칙적으로 자고, 깊은 잠을 잘 수 있도록 노력해야 합니다. 치매는 증상이 나타나기 3~7년 전부터 수면의 변화가 나타난다고 합니다. 점점 밤에 잠들기 힘들어지거나 깊은 잠을 못 자는 불면증이 나타나는데, 이는 건강에 문제가 있다는 신호이니 수면 전문가와 상담하거나 잠을 잘 자기 위한 노력이 필요합니다.

다리가 저려서 잠 못 드는 밤
〈하지불안증후군〉

주변에서 간혹 하지불안 증후군에 걸린 사람들을 종종 봅니다. 다리에 마치 벌레가 움직이는 것 같은 기분이 들거나 이유 없이 다리가 저려 밤잠을 제대로 잘 수가 없다고 합니다. 하지불안 증후군도 수면 장애의 한 가지로, 대부분 발목에서 무릎 사이 종아리 부분에서 불쾌한 감각 이상이 나타나는 것이 특징입니다. 주로 잠들기 전에 나타나는 두드러진 증상으로, 근질근질하거나 쿡쿡 쑤시며 옥죄는 느껌이 듭니다. 움직일 때보다 가만히 있을 때가 이러한 증상이 더 심해지는데, 장시간 차를 타거나 밤잠을 자야 할 때가 가장 고통스럽다고 합니다.

하지불안 증후군은 도파민이라는 뇌 속 신경전달물질에 문제가 생겨 발생하는 병입니다. 유전인 경우가 많지만, 나이가 들어 이러한 증상이 나타나는 예도 있습니다. 주로 밤에 잠을 자다가 일어나는 질환이라, 하지불안 증후군을 앓는 사람 중에는 불면증 환자들이 많습니다. 이런 경우 수면 전문가와 상담하여 적절한 치료를 하는 것이 바람직합니다.

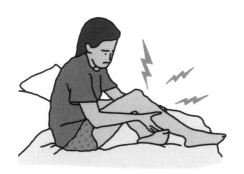

하지불안 증후군의 증상을 알아보면 다음과 같습니다.

첫째, 다리를 계속 움직이고 싶은 충동이 든다.

둘째, 가만히 앉아 있거나 누워 있을 때 더 불쾌한 느낌이 든다.

셋째, 움직이고 싶거나 불쾌한 느낌이 들고, 걷거나 다리를 뻗으면 훨씬 완화되는 느낌이 든다.

넷째, 주로 낮보다 밤에 이러한 증상이 심해진다.

잠을 적게 자도 많이 자도
위험해요 〈심장마비〉

건강하던 사람이 어느 날 심장마비로 죽었다는 소리를 들으면 도대체 무슨 일인가 싶습니다. 심장마비는 갑작스럽게 발생하여 1시간 이내에 사망하는 질병으로, 돌연사 원인 중 가장 많은 부분을 차지하는 심혈관 질환입니다. 최근 조사에서도 우리나라 질병 사망원인 2위를 차지할 만큼 계속 증가하는 추세라고 하니, 건강한 사람도 항상 관리가 필요합니다.

심장병의 초기 증상은 가슴이 아픕니다. 쥐어짜듯 아프거나 바늘로 콕콕 찌르는 듯한 통증이 느껴지고, 운동하거나 잠을 잘 때 이러한 증상이 심해진다면 심장질환일 가능성이 크다고 합니다.

그러나 건강한 사람들 대부분은 심장병에 대해 크게 신경 쓰지 않는 경우가 많습니다. 초기에는 증상이 모호해서 별일이 아니라고 생각하는 것입니다. 심혈관 질환이 꾸준히 관리되지 않아 치료 시기를 놓치는 것도 초기 증상을 인지하지 못했거나 큰일이라 생각하지 않기 때문입니다. 심장질환으로 사망하는 사람은 매년 늘고 있습니다.

보건 전문가들은 성인의 경우는 적어도 7~8시간의 수면 시간이 필요하고, 청소년의 경우는 9시간, 아이들은 10~11시간의 수면 시간이 건강에 좋다고 권고하며, 이를 잘 지키면 심장병을 약 33%나 예방할 수 있다는 보고를 냈습니다. 이 보고에 인용된 연구 대상자는 35~47세 사이의 남녀 성인 495명으로, 5년 동안 추적조사를 했습니다. 그 결과 규칙적으로 충분한 수면과 휴식을 취한 연구 대상자들에게서는 단 한 명도 동맥 관련 질환과 심혈관 질환이 나타나지 않았습니다. 하지만 수면 시간이 상대적으로 짧은 연구 참여자들에게서는 약 12%가 심혈관 질환 증상을 보였습니다. 충분한 수면은 혈전으로 인해 막힐 수 있는 혈관 질환의 확률을 낮추고, 각종 심장질환을 예방한다는 뜻입니다.

심장병의 초기 증상을 알아보면 다음과 같습니다.

1. 호흡곤란

심장 기능이 저하되면 폐동맥에 압력이 가해지면서 숨이 부족하게 쉬어지고 답답한 느낌이 들면서 가슴이 조이는 듯한 고통이 따릅니다.

2. 식은땀과 두통

심장 기능이 떨어지면 혈액순환에도 문제가 발생합니다. 뇌에 혈액공급이 부족하면 스트레스가 증가하고, 식은땀이나 두통이 나타납니다.

3. 피로감과 무기력증

동맥이 얇아지면 심장으로 흘러들어오는 혈액의 양이 줄어 심장에 부담을 주고 쉽게 피로감을 느낍니다. 이러한 증상이 오랫동안 지속하면 근육에 혈액공급이 부족해져 무기력증이 발생할 수 있습니다.

4. 어지럼증

갑작스러운 어지럼증과 의식을 잃는 증상들은 심장병의 뚜렷한 초기 증상입니다. 이러한 증상이 있다면 바로 병원에 가야 합니다.

신경병증은 숙면하지 못하면
심해져요 〈당뇨병〉

현대사회의 대표적인 성인병 중 하나가 당뇨병입니다. 당뇨병은 별다른 증상이 없어 자신이 당뇨에 걸렸다는 사실을 뒤늦게 아는 경우가 많습니다. 그래서 더 위험하고 소리 없는 시한폭탄이라고도 합니다. 그렇다면 당뇨병의 원인은 무엇일까요?

당뇨병은 인슐린이 정상적으로 생성되지 않거나 분비량이 부족해서 발생하는 대사질환의 일종입니다. 우리나라 사람들에게 당뇨병이 많이 발생하는 일반적 원인은 서구화된 식습관과 운동 부족이라고 합니다. 또한, 가족력에 의해 발생하는 경우도 많습니다.

당뇨병이 무서운 것은 합병증 때문입니다. 당뇨와 함께 뇌졸중과 망막증, 만성신부전증, 발 궤양, 성 기능 장애 등이 발생하여 결국 실명하거나 발가락을 절단하기도 합니다. 그래서 당뇨병은 무엇보다 관리가 가장 중요합니다. 합병증을 예방하기 위한 식단은 물론이고 꾸준한 운동도 필수입니다. 국민건강보험공단의 2012년 기준 자료에 의하면 낭뇨병 환자의 14.4%가 당뇨병성 신경병증을 앓고 있다고 합니다. 이는 **당뇨병 환자가 잠을 깊이 자지 못해서 생기는 합병증의 일환입니다.** 한국의학통신의 기사에 따르면 당뇨병성 신경병증은 아침보다 오후나 밤에 통증이 가장 심해진다고 합니다. 활동할 때보다 가만히 누워 있을 때 증상이 악화하기 때문에, 이는 필연적으로 수면의 질에 큰 영향을 미치게 됩니다.

또한, 당뇨병의 유병 기간이 긴 환자, 당화혈색소 수치가 높은 환자, 공복혈당이 높은 환자에게서 수면 장애 비율이 높다는 연구결과도 있습니다. 결국, 잠을 잘 자고 많이 자야 당뇨로 인한 합병증에 걸리지 않을 수 있다는 뜻입니다.

당뇨의 초기 증상은 다음과 같습니다.

1. 다음: 갈증으로 물을 많이 마시게 됩니다.

2. 다뇨: 소변을 자주 많이 보게 됩니다.

3. 다식: 허기를 자주 느껴 음식을 많이 먹게 됩니다.

4. 먹는 양에 비해 체중이 감소합니다.

5. 소변에서 거품이 보입니다.

코가 막혀서 잠을 못 자요
〈비염〉

코는 우리 몸에 산소를 공급하고 이산화탄소를 배출하는 통로이자 각종 이물질과 먼지를 걸러내는 필터 역할을 합니다. 이렇게 온도와 습도를 조절하는 중요한 역할을 하는 코가 제 기능을 하지 못하는 상태를 비염이라고 합니다.

비염 환자들이 가장 많이 힘들어하는 증상은 숨을 편하게 쉬지 못하는 것입니다. 콧물과 재채기, 코 막힘이 호흡을 방해해 수면의 질에 심각한 영향을 줍니다. 의학적으로 비염 자체는 치명적인 질환이라고 여기지 않습니다. 하지만 만성적인 비염일 경우에는 치료가 쉽지 않아 생활을 힘들게 합니다. 비염은 아이들에게서도 흔하게 나타나는 질병입니다. 비염이 심한 아이들은 숙면하지 못하므로 집중력이 떨어지거나 두뇌 발달과 성장에도 영향을 줄 수 있습니다. 또한, 코를 통한 정상적인 호흡이 어려워지면 입으로 숨을 쉬게 되는데, 이때 폐에 필요한 산소가 충분히 공급되지 않기 때문에 잠도 자주 깨게 됩니다.

또한, 환절기는 비염 환자들에게 최악입니다. 계절이 바뀌면서 실내 온도와 바깥의 온도 차가 생기기 시작하면 비염 환자들에게는 여지없이 증상이 나타납니다. 재채기와 콧물이 나와 수시로 코를 풀어야 하고 간지러움에 시달려야 합니다.

특히 기온 차이가 벌어지는 밤이 되면 비염이 더 심해져 잠을 설치는 분이 많습니다. 기온이 체온보다 너무 높거나 낮으면 코의 부담이 커지는데, 코는 외부 온도와 상관없이 폐에 도달하는 공기를 36.5℃로 만들어야 하므로 코가 약해진 상태일 때 비염이 심해집니다.

비염을 일으키는 원인은 공기 오염, 진드기, 곰팡이, 꽃가루, 동물의 털과 비듬 등으로 다양하므로, 항상 주의를 기울이고 청결에 신경을 써야 합니다. 그렇지만 특히 수면 중에 비염이 심해진다면 잠자는 곳의 적절한 습도와 온도를 유지해주는 것만으로도 도움이 될 수 있습니다. 실내 적정 습도는 40~60%로, 가습기를 틀거나 젖은 수건을 걸어 놓는 방법을 활용하여야 합니다. 또한, 실내 온도를 적정 수면 온도인 21~23℃로 맞추는 것이 좋습니다.

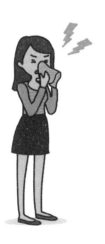

단, 여기서 기억해야 할 점은 실내 온도와 이불 속의 적정 온도가 다르다는 것입니다. 이불 속은 온기가 조금 더 있어야 푹 잘 수 있으므로, 적정 온도보다 좀 더 높게 유지하는 것이 좋습니다. 이와 더불어 실내 온도는 외부 온도와 5℃ 이상 차이가 나지 않게 하는 것이 좋습니다. 그러므로 계절에 따라 더 춥게, 더 덥게 적정 수면 온도를 약간 달리하는 것을 권합니다.

마음이 불안해서 잠들 수 없어요
〈우울증〉

우울증은 감기보다 흔한 마음의 병이라고 합니다. 우울증을 만드는 신경전달물질은 운동하거나 햇볕을 쬐거나 할 때 분비되는 행복 호르몬인 '세로토닌' 입니다. 이 세로토닌은 도파민과 아드레날린처럼 우리 뇌의 기분을 결정하는 호르몬으로 이것이 결핍되면 다양한 정신적 질환을 만듭니다. 그 중 대표적인 것이 우울증입니다.

우울증은 다른 질병으로 인해 발병하기도 하지만, 가장

큰 이유는 생활과 환경이 주는 스트레스라고 할 수 있습니다. 어쩌면 치열한 경쟁 사회가 만든 사회적 질환의 하나일 수도 있습니다.

정신의학 연구 저널 온라인판에 발표된 연구에서, 과학자들은 〈간호사 건강 연구 2〉에 참여한 여성 32,470명의 수면 패턴과 우울증 발병률을 조사했습니다. 이 여성들의 평균 연령은 55세였으며, 수면 패턴을 일찍 자고 일찍 일어나는 형과 늦게 자고 늦게 일어나는 형, 그리고 그 중간형 등 세 그룹으로 분류했습니다. 그 결과 우울증은 여성에게 더 많이 나타나고, 나이가 든 여성 중 일찍 자고 일찍 일어나는 사람은 노화 과정에서 우울증에 걸릴 확률이 더 낮았다고 합니다.

미국 수면재단(NSF)의 보고도 수면과 우울증과의 관계를 밝히고 있습니다. 보고에 따르면 불면증이 있는 사람은 잠을 잘 자는 사람에 비해 우울증에 걸릴 확률이 10배나 더 높다고 합니다. 또한, 잠들기가 어렵고 수면 상태를 잘 유지하지 못 하는 사람들이 우울증에 걸릴 확률이 가장 높다고 했습니다.

우울증으로 인한 사회적 비용 또한 갈수록 증가할 것이라고 합니다. 개인의 질병이 사회에 미치는 영향을 생각할 때, 내 가족, 내 이웃이 혹시라도 잠 못 들거나 감정의 변화를 심하게 보이면 애정을 가지고 지켜보며 치료받을 수 있도록 도와줘야 합니다.

잘 자면 피부가 더 예뻐져요
〈피부 노화〉

Z
Z
Z

    피부는 나이가 들면서 탄력을 잃고 주름이 생깁니다. 그러나 개인의 노력 여하에 따라 자신의 나이보다 십 년 또는 이십 년 이상 젊은 피부를 유지하는 사람도 있습니다. 피부 노화의 주범이 꼭 나이라고만 할 수 없다는 것도 현대의학이 밝힌 눈부신 성과 때문입니다.

    다른 질환을 앓고 있지 않다면 피부 문제는 수면의 영향이 가장 크다고 할 수 있습니다. 불면증이 다양한 질병을 유발한다는 것은 앞에서 이미 설명한 바 있습니다. 그러나 피부 역시 수면과의 연관성을 빼놓고 설명할 수 없는 중요한 원인이기도 합니다.

피부가 몹시 거칠어졌거나 홍조가 가시지 않는다면 잠을 제대로 자지 못해서 생긴 것입니다. 피부 세포의 회전과 재생은 수면 중에 일어나는데 숙면을 하지 못하면 재생능력이 약해지고 둔해지면서 손상된 피부의 회복이 안 되거나 노화가 가속된다는 것입니다.

피부 건강에 해로운 호르몬인 코르티솔은 잠든 후 약 2~3시간 후에 상승하기 시작해서 자정 무렵까지 낮아졌다가 이른 아침에 다시 상승합니다. 코르티솔 수치의 피크는 오전 9시이며 시간이 지날수록 점점 감소합니다.

코르티솔이 피부에서 하는 역할은 두 가지입니다. 첫째, 피지선에 더 많은 오일을 생성하도록 자극하여 지성 피부에 여드름 및 염증을 유발합니다. 두 번째는 생화학 반응을 일으켜 비타민 C, B를 고갈시킵니다. 비타민 C는 콜라겐을 형성하는 데 필수적인 물질로 코르티솔 수치가 증가할수록 피부는 탄력이 저하되고 시간이 지남에 따라 더 많은 주름을 형성합니다. 또한, 멜라토닌 호르몬은 수면 중에 여분의 코르티솔 생산을 방해하는데, 수면 시간이 짧아지면 멜라토닌 분비량이 감소하면서 피부 기능이 손상되는 것입니다.

피부는 의학적인 방법과 관리로 어느 정도 효과를 볼 수 있지만 가장 근본적인 치료법은 아닙니다. 피부 관리를 위해서 다양한 시도를 해보는 것도 좋지만 중요한 것은 피부가 편안히 숨을 쉴 수 있도록 화장을 지우고 잠을 푹 자는 것입니다.

수면의 공포, 잠들기가 무서워요
〈폭발성 머리 증후군〉

폭발성 머리 증후군은 가위눌림 같은 수면 장애의 한 현상입니다. 잠을 자다가 가위에 눌리는 꿈을 꾸거나 꼼짝할 수가 없고, 잠든 상태에서 큰 소리를 듣기도 합니다. 이러한 증상들은 뇌 일부가 듣고 움직여 만들어내는 망상체로, 전문가들은 깨어있던 뇌가 수면 상태로 바뀌는 과정에서 문제가 생기기 때문이라고 합니다. 수면 중에는 깨어있을 때와 다르게 운동 감각, 시각, 청각 중추가 억제되는데, 그

과정에 문제가 생기면서 감각기관의 비정상적 인지를 통해 몸을 흔들거나 폭발음 같은 소리를 듣게 된다는 것입니다.

폭발성 머리 증후군 치료 방법은 아직 명확하지 않습니다. 다행히 다른 질병을 일으키지 않고 숙면을 방해할 뿐입니다. 하지만 잠들기 전, 또는 잠을 자는 동안 계속해서 몸이 긴장하게 되어 잠을 자도 피곤하고 몸이 개운해지지 않습니다. 가위에 눌리거나 놀람 등으로 갑작스럽게 깨어나는 증상이 반복되면 심할 경우 수면에 대한 공포를 느끼기도 합니다. 그러므로 이러한 수면 장애를 오랫동안 버려두면 신체적인 이상이 생기거나 무력감, 우울증 등을 초래할 수 있습니다. 전문가를 통한 정확한 진단과 질병 관리를 위한 꾸준한 노력이 필요합니다.

수면 부족은
신진대사를 떨어뜨린다 〈비만〉

비만은 심각한 질병으로 인식됩니다. 현재 다이어트 시장 규모는 2조 7천억 원을 넘어서며 매년 꾸준히 증가하고 있으며, 살과의 전쟁은 갈수록 심화할 전망입니다. 우리나라 국민의 전통적인 식생활 습관도 비만에 큰 영향을 주지만 서구화된 식습관과 생활습관이 비만 인구를 키운다는 보고가 있습니다. 국이나 찌개, 밥 위주의 식습관에서 달고 짠 퓨전 음식들이 넘쳐나다 보니 비만 체질로 바뀐 경우도 많습니다.

비만을 부르는 큰 요인 중의 하나는 수면입니다. 잠을 못 자면 살이 빠질 것 같지만 우리 몸은 그리 둔하지 않습니다. 수면과 비만의 상관관계에 관한 연구는 오래전부터 활발하게 이루어지고 있습니다. 최근에는 수면이 내장지방과 복부 비만에 큰 영향을 준다는 사실이 보고되었습니다. 수면 시간이 7~8시간 이하인 사람들에게서 체질량지수의 증가가 나타났고, 수면이 불충분할 경우 비만 위험 증가, 체지방 증가가 나타났습니다.

미국 케이스 웨스턴 리저브 대학의 산제이 파텔 박사가, 중년 여성 6만 8천 명을 대상으로 16년간 수면 시간과 체중 관계를 조사했습니다. 그 결과 10.5%가 15kg 이상 체중이 증가했는데, 하루 수면 시간이 5시간 이하인 여성은 이 비율이 32%나 됐습니다. 반대로 체중증가의 비율이 가장 낮았던 그룹의 수면 시간은 7~8시간이었습니다. 왜 이러한 결과가 나왔을까요?

첫째, 잠을 적게 자면 신체 활동량이 줄어 열량 소모가 줄어든다.

둘째, 잠을 적게 자면 식욕이 증가한다.

셋째, 잠이 부족하면 신진대사율이 떨어진다.

우스갯소리로 다이어트는 내일부터라고 합니다. "오늘은 맘껏 먹고 내일부터 다이어트해야지."라는 다짐은 이제 바꾸어야 합니다.

"오늘도 잘 먹고 푹 자야지."

조율되지 않은 현악기처럼
혼란한 상태 〈조현병〉

조현병은 정신 분열의 한 증상으로, 우리 몸의 여러 기능에 장애를 일으키는 만성질환이며, 대표적인 증상은 환시와 환청입니다. 이 증상은 물론 뇌출혈과 같은 외상 손상으로도 경험할 수도 있고, 뇌종양이나 치매 같은 질환이 원인일 수도 있습니다.

그러나 위와 같은 일시적 증상을 제외한 지속적인 환시와 환청 증상은 뇌의 신경전달물질에 문제가 생겨 발생하는 정신 분열에 속한다고 합니다. 오랫동안 과도한 스트레스에 시달려온 사람들도 정신분열 증세인 피해망상 증세를 보이다 조현병을 앓게 됩니다.

조현병의 치료 효과를 높이려면 조기 치료가 중요한데, 많은 환자가 치료 시기를 미루거나 방치해서 가족은 물론 사회적으로 피해를 보는 경우가 적잖습니다. 조현병 환자들은 감정 조절이 안 되어 상황에 맞지 않는 표정을 짓거나 소리를 지르고, 주의집중을 하지 못해서 사회적 관계를 맺기 어렵습니다.

조현병 환자의 가장 큰 특징은 수면 시간이 불규칙하다는 것입니다. 밤낮이 바뀐 생활을 하다 보니 신경이 예민하고 사소한 일에도 불안해하거나 긴장된 모습을 보입니다. 그런 증상이 지속되면 환시와 환청이 심해지면서 점점 폭력적인 성향으로 변합니다. 더 위험한 것은 환자 자신이 그렇게 변해가고 있다는 걸 의식하지 못해서 발생하는 행동들이라는 점입니다.

조현병은 유전적 원인과 환경적 원인이 복합적으로 작용

해 발생한다고 하는데, 이 중 환경적 원인은 외부로부터의 극심한 스트레스입니다. 유전적 원인은 어쩔 수 없다고 하더라도, 스트레스는 충분히 예방할 수 있습니다. 지금 바로 충분한 수면을 위해 잠자리에 들어봅시다. 숙면하는 것만으로도, 우리는 조현병과 마주칠 확률을 줄일 수 있을 것입니다.

그 외의 질병들

Z
Z
Z

  그 외에도 수면 부족으로 생기는 몸의 신호와 질병들은 아주 많습니다. 수면의 질이 낮거나 잠을 적게 잤을 경우 생기는 것으로 보고되는 질환인 뇌전증과 갑상샘 기능항진 증, 부정맥, 기면증, 뇌출혈 등입니다.

  뇌전증 환자의 경련은 중추신경계의 수면 조절 기전에 영향을 주어, 경련이 없는 환자에 비해 전체 수면 시간과 렘수면이 감소한다고 합니다. 또한, 갑상선 기능 항진증이 있는 사람은 수면이 부족할 경우 호르몬의 이상으로 자주 예민해지거나 집중력이 떨어집니다. 그러나 자가 항체에 의한 질병이므로 충분한 수면과 영양 관리를 잘하면 극복할 수 있습니다.

부정맥과 뇌출혈, 기면증 역시 과중한 스트레스와 수면 부족으로 생기는 요인이 크다고 합니다. 모든 병증은 다양한 증상과 원인을 가지고 있고, 빠른 대처와 치료만이 병을 이길 수 있다고 합니다. 잠은 과학적으로 생각하지 않더라도 생명을 유지하기 위해 절대적으로 필요한 휴식이고, 잠들기 위한 노력과 치료는 곧 질병을 치료하는 방법입니다.

사람은 대략 평생의 3분의 1을 잔다고 합니다. 나이가 들면서 잠자는 시간이 줄어들긴 하지만 전체 수면량을 계산하면 개인의 차이가 크지 않다고 합니다. 그러나 현대인들에게 숙면은 갈수록 어려운 문제로 보입니다. 잠들기 위해서 온갖 노력을 해보지만 그럴수록 잠 못 들게 하는 환경은 더 극성스러워지고 있습니다. 잠을 자야만 에너지를 얻고 에너지를 얻어야만 삶을 이어갈 수 있고, 질병을 예방할 수 있는데 말입니다.

Chapter 3

숙면을 취하는 데
도움 되는 방법들

숙면에 도움되는
환경

Z
Z
Z

1. 자기만의 규칙적인 수면 습관을 기른다

　잠자리에 드는 습관을 길들이다 보면 일정한 신체 리듬이 생깁니다. 주말이나 공휴일에도 다른 날과 똑같은 리듬으로 기상 시간과 수면 시간을 맞추다 보면 불규칙한 생활로 인해 생기는 수면 부족에서 벗어날 수 있습니다.

2. 침실 온도를 적정하게 유지한다.

침실은 너무 춥거나 덥지 않도록 일정 온도를 유지하는 것이 좋습니다. 수면을 위한 적정 온도는 실내 21~23℃가 적당하고 이불 속 온도는 온기가 있어야 푹 잘 수 있으므로 그보다 좀 더 높게 유지하는 것이 좋습니다. 습도는 40~60%가 적당합니다. 특히 습도가 높으면 실내에 곰팡이가 생기기 쉬우므로 보일러를 이용하거나 제습기를 사용해 습도를 낮춰야 합니다.

3. 침실 조명은 어두워야 한다

주변 환경이 어두워야 뇌는 잠이 들 시간이라는 것을 인지하게 됩니다. 그래서 침실은 가능하면 빛을 차단해 어둡게 하는 것이 좋습니다. 직접 조명보다는 간접 조명이 유익하고, 형광등보다는 백열등이 좋습니다. 조명은 일반적으로 0.3Lux(룩스) 이하가 좋으며, 이것은 달빛이 실내에 비치는 정도입니다. 조명은 깊은 잠에 드는 것을 방해할 수 있습니다. 주변이 너무 밝으면 성장호르몬이 분비되지 않기 때문에 특히 성장기 아이들은 어두운 환경에서 자는 것이 중요합니다. 캄캄하게 자는 것을 무서워하는 사람은 수면 등이나 간접 조명, 타이머 기능이 있는 수면 등을 이용하면 좋습니다. 암막 커튼을 사용하는 것은 깊은 잠에 좋지만 기상 시에는 주의해야 합니다. 아침에 햇살이 조금씩 들어와야 수면 호르몬인 멜라토닌 분비량이 줄어 잠에서 자연스럽게 깰 수 있기 때문입니다. 그러므로 암막 커튼은 외부의 불빛을 잘 가리면서도 아침에 햇볕이 들어올 수 있도록 커튼을 세팅하는 것이 좋습니다.

4. 수면의 적 소음을 줄여라

일반적으로 40dB 이상이면 수면에 방해가 된다고 합니다. 대화하는 목소리가 60dB 수준이라고 하니, 작은 목소리도 잠을 잘 때 방해가 될 수 있습니다. 소음을 차단하려면 귀마개를 활용하는 것도 방법입니다. 문구점에서 파는 귀마개, 소음방지 헤드셋 등이 있는데, 특히 소음방지 헤드셋은 차음 효과가 뛰어납니다. 하지만 착용감으로 인해 뒤척이기 불편할 수 있습니다. 잠을 잘 때 음악의 크기는 40dB 이하로 하고 타이머를 설정해 꺼질 수 있게 하는 것

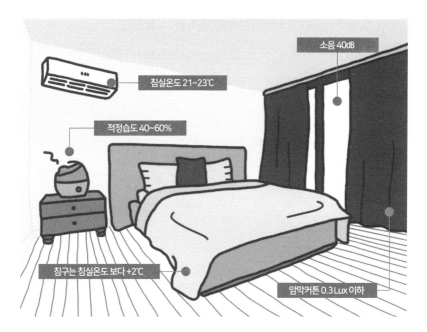

침실온도 21~23℃

적정습도 40~60%

소음 40dB

침구는 침실온도 보다 +2℃

암막커튼 0.3Lux 이하

〈수면에 적합한 실내 조건〉

이 좋습니다. 음악은 잔잔한 클래식이나 자극적이지 않은
음악, 빗소리나 시냇물 소리 같이 잠이 잘 오게 하는 소리
를 작게 들으며 자는 것이 좋습니다.

5. 비타민과 미네랄이 함유된 음식을 섭취한다

식사는 수면과 서로 밀접한 연관성을 가지고 있습니다. 영양소가 부족하면 건강에 문제가 생기거나 우울증과 불면증에 걸리기 쉬우므로 비타민과 미네랄이 풍부한 음식을 섭취하는 것이 좋습니다.

6. 잠자기 3시간 전에 식사를 마친다

식사하면 위가 활발하게 움직여 잠이 드는 것을 방해합니다. 그러므로

잠들기 전 최소 3시간 전에 식사를 마치는 것이 좋습니다. 특히 고기류는 대사 활동을 높이는 기능을 하고 소화되는 시간이 기므로, 저녁을 늦게 먹으면 고기보다는 채소 위주의 식단이 좋습니다.

7. 저녁에 적당한 운동을 한다

저녁나절 적당한 운동을 하게 되면 기분 좋은 피로감이 몰려옵니다. 엔도르핀이 증가하면서 기분을 환기해 잠이 잘 오는 상태를 만드는 것입니다. 하지만 지나치게 격렬한

운동은 오히려 숙면을 방해합니다. 잠자리에 들기 3시간 전에 가벼운 산책이나 스트레칭 같은 운동으로 근육을 이완시켜 주는 것이 좋습니다.

8. 반신욕을 한다

잠들기 전 가벼운 목욕이나 반신욕은 몸의 혈액순환을 도와 뭉친 근육을 풀어주고 심신의 안정에 도움이 됩니다.

9. 편안한 옷을 입는다

잠옷은 입는 행위만으로도 수면에 도움이 됩니다. 매일 잠옷을 입고 자다 보면 잠옷으로 갈아입는 자체를 수면의 과정으로 뇌에서 인식하기 때문입니다.

잠옷은 꽉 끼는 옷보다 여유로운 옷이 좋습니다. 간혹 트레이닝복이나 편한 일상복을 입고 자는 예도 있는데, 이것은 소매나 통이 작아 통풍과 혈액순환에 좋지 않습니다. 알레르기를 일으킬 수 있는 합성섬유 소재의 잠옷은 되도록 피하고, 통기성이 좋은 면 소재의 잠옷을 입으면 움직임도 자유롭고 편안한 느낌을 줍니다.

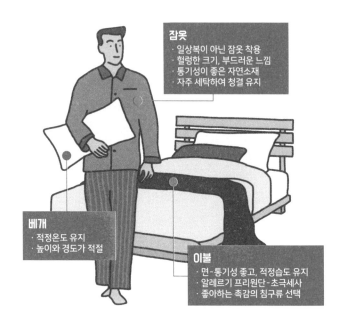

잠옷
· 일상복이 아닌 잠옷 착용
· 헐렁한 크기, 부드러운 느낌
· 통기성이 좋은 자연소재
· 자주 세탁하여 청결 유지

베개
· 적정온도 유지
· 높이와 경도가 적절

이불
· 면-통기성 좋고, 적정습도 유지
· 알레르기 프리원단-초극세사
· 좋아하는 촉감의 침구류 선택

〈숙면을 돕는 침구류와 잠옷〉

자는 동안 몸에서 배출되는 땀의 양은 사람에 따라 다르나 약 200mL 정도로, 잠옷은 자주 세탁해 청결을 유지하는 것이 좋습니다.

10. 체온 유지에 필요한 침구를 선택한다

　이불은 몸에 직접 닿기 때문에 되도록 기능성 제품이 좋습니다. 수면 중 체온을 일정하게 유지해주고 배출된 땀을 흡수해 체온 변화를 느끼지 못해야 수면을 방해하지 않습니다. 몸에 부담을 주지 않을 정도의 부피감 또한 피부에 기분 좋은 감촉을 느끼게 해 숙면에 도움을 줍니다.

숙면에 좋은
음식

Z
Z
Z

키위

키위는 잠을 잘 들게 하는 성분이 들어있습니다. 한 연구에 의하면 키위를 먹은 사람은 먹지 않은 사람보다 35% 더 빠르게 잠이 들었다고 합니다. 키위에는 수면을 유도하는 세로토닌 호르몬이 함유되어 있으며 칼슘, 마그네슘, 엽산, 이노시톨 등은 신경안정과 불면증을 해소하는 효과가 있습니다. 특히 세로토닌은 사람을 기분 좋게 할 뿐만 아니라 깊은 잠인 렘수면과도 연관이 있어 잠을 잘 자게 합니다. 항산화 물질과 영양소가 풍부한 키위는 영양뿐만 아니라 숙면을 돕는 음식입니다.

아몬드

아몬드는 단백질이 풍부한 식품으로 다이어트를 하거나 운동하는 사람들이 선호하는 편입니다. 근육을 이완시키는 미그네슘이 들어있어 잠들기 전 소량의 아몬드를 먹으면 도움이 됩니다. 또한, 이 마그네슘은 수면을 유도하는 멜라토닌을 도와 숙면을 취하게 합니다.

캐모마일 차

허브의 한 종류인 캐모마일은 예전부터 불면증 환자들이 자주 차로 이용했습니다. 허브 추출물에서 항산화와 항균성이 입증되어 화장품 원료로도 많이 사용되지만 캐모마일은 특히 독특한 향과 성분이 심신의 안정을 도와 수면에도 큰 도움을 준다고 합니다.

시리얼과 우유

현대인의 간편 아침 식단에서 빠질 수 없는 것이 시리얼과 우유입니다. 시리얼은 식이섬유가 풍부해 우유와 잘 어울리는 식품입니다. 우유에는 수면 유도 호르몬인 세로토닌을 활성화하는 트립토판이 들어있습니다. 잠들기 전에 우유 한 잔을 따뜻하게 데워 마시면 숙면에 도움이 됩니다.

바나나

바나나에 들어있는 비타민 B6는 뇌의 활동을 촉진해 아침에 정신을 맑게 합니다. 또한 마그네슘과 칼륨이 들어있어 근육의 긴장을 이완시켜 몸을 편안하게 만들고 휴식을 취하는 데 도움을 줍니다. 트립토판이 풍부한 꿀에 바나나를 찍어 먹으면 숙면의 효과가 배가됩니다.

숙면에 좋은
호흡법

Z
Z
Z

4-7-8호흡법

호흡을 조절하여 몸의 긴장을 낮추는 호흡법입니다. 빨리 잠들어야 한다는 초조감은 아드레날린 분비를 촉진합니다. 심장 박동이 빨라지면서 정신이 더 또렷해지는 것은 불면증 환자들에게 나타나는 한 증상이라는 것이 과학적으로 밝혀지기도 했습니다.

4-7-8호흡법은 다음과 같습니다.

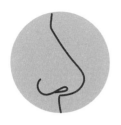

첫째 +
4초에 걸쳐 코로 숨을 들이켠다

둘째 ++
7초 동안 숨을 참는다

셋째 +++
숨을 8초에 걸쳐 입으로 서서히 내뱉는다

처음 4초에 걸쳐 천천히 숨을 들이켜기 때문에 평소보다 더 많은 양의 산소가 몸으로 유입이 됩니다. 숨을 참는 7초 동안 유입된 산소는 피의 흐름을 촉진하고, 숨을 내뱉는 8초 동안 폐에 쌓인 이산화탄소를 배출합니다.

혈관과 폐의 이산화탄소가 줄어들면 심장이 박동 수를 떨어트리고 박동수가 떨어지면 거꾸로 숨쉬기가 편해집니다. 이런 과정을 통해서 잠들기 좋은 신체적 조건이 만들어지는 것입니다.

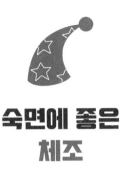

숙면에 좋은
체조

1. 깍지 끼고 등 말기

서 있거나 앉은 자세에서 손등이 바깥쪽을 향하게 하고
양손에 깍지를 낀 채 시작합니다. 이어 양팔을 동시에 앞으
로 쭉 뻗으며 등이 넓게 펴지는 느낌이 들도록 합니다. 등
의 상부와 어깨뼈 자리 대근육들의 신전이 느껴질 때까지
반복 시행합니다.

2. 고양이 자세

바닥에 무릎을 꿇고 어깨너비로 벌립니다. 양손은 상체와 다리의 각이 90도가 되게끔 바닥을 짚어줍니다. 양손의 간격도 어깨너비로 벌리고 발등과 발가락이 완전히 바닥에 닿게 한 후, 등에 힘을 주어 평평하게 펴줍니다. 이어 복부에 힘을 주면서 등과 허리를 위로 둥글게 만들어 자세를 유지한 후 다시 허리를 내려 아치를 만듭니다.

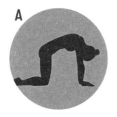 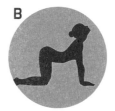

3. 누워서 무릎 잡고 몸쪽으로 당기기

바닥에 누워 다리를 곧게 폅니다. 왼쪽 무릎을 굽히고 왼쪽 무릎을 양손으로 잡아 가슴까지 당깁니다. 이어 볼기 부위와 허벅지 뒤쪽의 근육에 신전을 느낄 때까지 잡아당깁니다. 같은 동작을 오른쪽 다리도 반복합니다.

4. 몸통 비틀기

바닥에 앉아 다리를 쭉 펴줍니다. 이어 상체를 곧게 하고 오른쪽 무릎을 구부린 상태로 오른쪽 다리를 왼쪽 다리 위에 겹칩니다. 오른발은 왼쪽 무릎의 바깥쪽의 바닥에 놓습니다. 이후 상체를 오른쪽으로 틀어서 왼쪽 팔꿈치를 오른쪽 무릎의 바깥쪽에 놓습니다. 오른 손바닥을 엉덩이에서 30~40㎝ 뒤쪽 바닥에 있는 상태로 머리와 어깨를 오른쪽으로 근육의 당김이 느껴질 정도로 틀면서 오른쪽 무릎으로 왼쪽 팔꿈치를 고정합니다. 같은 동작을 반대쪽도 반복합니다.

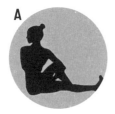 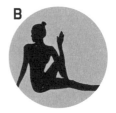

5. 무릎 꿇고 엎드리기

　무릎을 바닥에 대고 발등이 바닥에 닿게 앉습니다. 이어 양팔을 앞으로 쭉 뻗으며 손과 이마가 바닥에 닿을 정도로 천천히 숙입니다. 최대한 숙인 후 그 자세를 유지합니다.

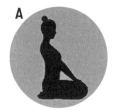 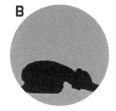

숙면에 좋은 지압법

견정혈

목이나 어깨 근육의 긴장은 숙면을 방해할 수도 있습니다. 특히 온종일 앉아 있는 학생이나 직장인들의 경우 어깨나 목 근육이 뭉치고 통증이 발생할 수 있습니다. 이처럼 목과 어깨가 경직되어 있으면 피로도 심해지고 밤에 숙면하기도 어렵습니다. 이럴 때는 양쪽 젖꼭지에서 수직으로 선을 그어 올렸을 때 양쪽 어깨선과 만나는 두 지점인 '견정혈'을 지압해주면 도움이 됩니다. 목과 어깨의 뭉친 근육을 부드럽게 풀어주고 혈액순환이 순조롭게 되면서 잠들기 쉬운 상태가 됩니다.

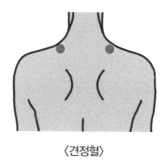

〈견정혈〉

태충혈

발등의 엄지발가락과 검지 발가락의 뿌리 부분이 만나는 '태충혈'은 기운을 돋우는 데 좋은 혈 자리입니다. 간 기능을 강화해 피로 해소에 도움이 되며 지쳐서 잠을 잘 이루지 못할 때 태충혈을 지압해주면 편안하게 숙면할 수 있습니다. 또한, 태충혈은 우리 몸의 흐트러진 균형을 바로 잡고 기혈의 순환을 원활하게 만들어주기 때문에 혈액순환이 잘

안 되어 잠을 이루지 못할 때도 도움이 됩니다.

용천혈

　태충혈과 같은 효과를 내는 곳으로는 발바닥 한가운데 있는 '용천혈'이 있습니다. 용천혈 역시 원기 회복에 좋습니다. 피로가 누적되어 몸이 무겁고 무기력하게 느껴질 때는 잠을 푹 자기 힘든데, 이럴 때 용천혈을 지압해주면 도움이 됩니다. 두통이나 근육통 등으로 잠을 못 이룰 때도 용천혈을 지압하면 통증이 완화됩니다.

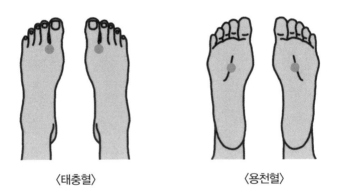

〈태충혈〉　　　　　　　　　〈용천혈〉

백회혈

신경이 예민한 사람들은 머릿속이 복잡해서 잠을 잘 이루지 못합니다. 이런 경우에는 머리 꼭대기 한가운데 있는 '백회혈'을 지압해주는 것이 좋습니다. 이 부위를 부드럽게 마사지하듯이 지압을 해주면 무겁고 복잡했던 뇌가 맑아지는 기분이 듭니다. 정신적 스트레스를 풀어주고 두통을 해소하는 데에도 좋습니다. 무엇보다 마음을 편안하게 만들어서 잠들기 좋은 상태를 유지해줍니다.

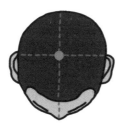

〈백회혈〉

중충혈

뇌 기능에 과부하가 걸려 잠을 잘 이루지 못할 때 중지 손톱의 바로 아래에 있는 '중충혈'을 자극해 주는 것도 도움이 됩니다. 학업, 자격증 취득이나 취업 등을 위해 밤늦게까지 공부에 매진하는 경우가 많은데, 그러다 보면 잠이 늘 부족한 상태가 됩니다. 짧게 자더라도 푹 자는 것이 중요한데 뇌를 많이 써서 머리가 뜨끈뜨끈하게 느껴질 정도가 된다면 중충혈 부위 지압이 도움이 됩니다. **뇌로 가는 혈액순환이 좋아지면서 머리가 맑아지고 숙면에도 좋습니다.**

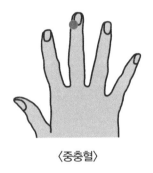

〈중충혈〉

전중혈

'전중혈'은 양쪽 젖꼭지를 연결한 선의 한가운데 부분입니다. 평상시 신경질적이며 화가 자주 치미는 사람들의 경우 불면증에 시달리기 쉽습니다. 게다가 마음의 긴장과 스트레스는 혈액순환을 방해하고 몸도 긴장시키게 됩니다. 이럴 때 전중혈을 부드럽게 문지르면 심장에 쌓이는 화기를 가라앉혀주어 혈액순환이 원활해지고 긴장이 풀어지면서 숙면에 도움이 됩니다.

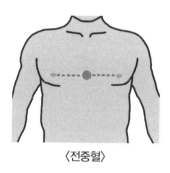

〈전중혈〉

숙면을 위한 생활습관
수면 위생

건강한 일상생활을 위해서 우리가 늘 지키는 습관들이 있습니다. 손을 자주 씻고, 양치하고, 옷을 청결하게 하며, 주변 먼지를 제거하기 등입니다. 이런 습관들이 지켜져야 질병으로부터 우리 몸을 보호할 수 있고, 건강 또한 유지할 수 있습니다. 건강한 수면도 마찬가지입니다. 좋은 잠을 자기 위해 꼭 지켜야 하는 습관이 필요하며, 이를 수면 위생이라고 합니다.

수면 위생에서 이야기하는 것들을 살펴보면 너무나 상식적이고 당연한 이야기입니다. 하지만 잠을 자기 어렵다는 분들의 이야기를 들어보면 수면 위생에 문제가 없는 분들은 하나도 없었습니다. 잠도 잘 자기 위한 노력이 필요합니다. 특히 수면에 문제가 생겼다면 더욱더 잠을 잘 자기 위한 기본 원칙들을 지켜야 할 필요가 있습니다.

매일 같은 시간에 일어나라

같은 시간에 잠자리에 들고 정해진 시간에 일어나도록 합니다. 전날 늦게 잠들었다고 해도 더 오래 누워있지 말아야 합니다. 당장은 좋지만 오늘 밤잠을 잘 때 어려움이 반복될 수 있습니다

규칙적으로 운동을 해라

주로 햇빛이 비치는 시간대에 30분에서 1시간 정도의 산책이 좋습니다. 취침 전 격렬한 운동은 그 자체가 자극되어 수면을 방해할 수 있습니다.

카페인 음료를 피한다

커피, 홍차, 녹차, 핫초코, 콜라, 에너지 드링크 등 모든 카페인 음료와 초콜릿은 피하는 것이 좋습니다.

저녁에 과식하지 않는다

지나친 포만감은 수면에 방해가 되며 비만을 유발할 수 있습니다. 자기 전 너무 허기가 지면 따뜻한 우유 한 잔, 치즈 한 장이 잠드는 데 도움이 될 수 있습니다.

저녁 7시 이후에는 담배를 피한다

담배는 중추신경계를 활성화해 수면을 방해합니다. 이전에 문제가 없었더라도 수면에 문제가 생겼다면 수면 시간 가까이는 흡연을 피하는 것이 좋습니다.

저녁에 술을 피한다

수면 전 음주는 수면의 질을 현격히 떨어트립니다. 술을 마시면 일시적으로 졸음이 몰려오지만, 몇 시간 후 섭취된 술은 아세트알데히드라는 물질로 바뀌어 교감신경을 자극하고 숙면을 방해합니다. 그래서 음주 후 한밤중에 자신의 의지와 상관없이 자꾸 깨게 됩니다. 또한, 술에 의존해서 잠드는 기간이 길어지게 되면 알코올 의존의 문제가 생길 수 있습니다.

낮잠은 오래 자지 않는다

낮잠은 30분에서 1시간 이내로 자는 것이 좋습니다. 길어지면 밤에 자는 게 곤란해질 수 있습니다. 정말 피곤할 때는 짧은 낮잠이나 쪽잠을 활용하는 것이 좋습니다.

잠은 침대에서만 자라

침대는 수면 이외에 다른 목적으로 사용하지 않는 것이 좋습니다. 침대에서 책을 보거나 TV를 시청하는 등의 다른 일을 하지 않습니다.

잠을 억지로 자려고 노력하지 마라

잠자리에 누워 10분 정도 지났는데 잠이 오지 않으면 그냥 자리에서 일어나시기 바랍니다. 다른 장소에서 독서를 하거나 라디오를 듣는 등 비교적 자극이 적은 일을 하는 것이 좋습니다. 그러다 다시 잠이 오면 다시 잠자리에 눕도록 합니다. 잠은 아이러니하게도 억지로 자려고 노력할수록 잠들기 힘들어집니다.

자다가 시계를 보지 마라

잠자리에 들었을 때, 밤중에 깨어났을 때, 일부러 시계를 보지 않는 것이 좋습니다. '몇 시간이나 잤지?'라고 수면에 집착하게 되면 수면을 방해하게 됩니다.

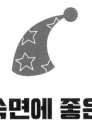

숙면에 좋은
음악

음악이 수면에 미치는 영향에 대해서는 꾸준히 연구되고 있습니다. 단순한 소리의 영역을 넘어 예술과 의료행위로까지 확장되고 있습니다. 좋은 음악을 듣기 위해서라면 아낌없이 돈을 투자하고 음악 없이는 한시도 생활하지 못한다는 사람들이 많습니다. 음악이 일상이고 일상이 음악이된 시대에 사는 이상 불면증 치료에 음악이 이용되는 것은 당연한 일일 것입니다. 좋아하는 음악을 들으면 마음이 평화롭고 편안해집니다. 불안감과 우울감이 느껴질 때 아름다운 음악을 들으면 잠시나마 불안정한 감정으로부터 자유로워질 수 있습니다. 특히 불면증 환자들에게는 알파웨이브alpha-wave 수면 음악이 도움이 될 것입니다.

오늘 밤 깊은 잠에 빠지고 싶다면, 미국의《허핑턴 포스트》가 권하는 수면 음악을 추천합니다.

〈허핑턴포스트가 추천하는 수면 음악 10〉

 에드 시런 _싱킹 아웃 라우드Thinking Out Loud

 존 레전드 _올 오브 미All of Me

 더 위켄드 _언드 잇Earned it

 패신저 _렛 허 고Let Her Go

 버디Birdy _스키니 러브Skinny Love

 크리스티나 아길레라 _세이 섬씽Say Something

 폴 맥카트니 _포파이브세컨즈FourFiveSeconds

 콜드플레이 _픽스 유Fix You

 에드 시런 _포토그래프Photograph

 샘 스미스 _래치(어쿠스틱)Latch

Chapter 4

수면 장애 극복 사례

시차 적응 수면 장애 극복,
팀을 우승으로 이끈 축구 선수

성공하는 사람들의 특징은 보통 사람보다 인내심이 강하고 엄청난 노력을 한다는 사실입니다. 별다른 노력을 하지 않았다거나 남들처럼 노력해서는 성공에 이를 수 없고, 상상을 초월하는 노력으로 한계를 넘어서야만 남들과는 다른 위치에 오를 수 있습니다. 운동선수들의 경우는 더 그럴 것입니다. 신체의 한계를 넘어설 때까지 혹독하게 훈련하지 않으면 자신의 기록을 경신할 수 없기 때문입니다.

수면 장애를 극복하고자 수면 연구소를 찾아온 이들 중에도 필자가 좋아하고 응원하던 국가대표 축구 선수가 있었습니다. 물론 구단에서 받는 의료 서비스로도 충분할 테지만 수면 장애만큼은 극복하기 어려웠던 모양입니다. 그 선수는 국가대표 선수에 걸맞은 큰 키와 건장한 체격을 하고 있었지만, 훈련 탓인지 눈빛은 몹시 피곤해 보였습니다. 문제는 며칠 후 유럽으로 원정경기를 떠나는데, 매번 시차 때문에 컨디션조절이 힘들다는 것이었습니다. 매우 중요한 경기라 이번에는 꼭 좋은 컨디션을 유지해서 이겨야 한다고 말하는 선수를 보면서 필자는 다시 한번 수면 장애의 심각성을 깨달았습니다. 레알 마드리드의 C 호날두 선수도 평소 충분한 수면이 최고의 체력을 유지한다고 했을 정도로 운동선수에게 수면은 경기의 승부를 좌우한다고 해도 과언이 아닙니다. 필자는 선수에게 출국 전부터 우리 시간과 원정지의 시차를 계산하여 생체시계를 맞추는 훈련을 제안했습니다. 수면 패턴을 조금씩 늘리거나 줄이는 방법으로 시차를 극복할 수 있도록 훈련하는 것입니다. 우리 몸은 갑작스러운 변화에 매우 취약합니다. 생체리듬이 흐트러지면 수면 장애는 물론 다른 질병들까지 예민하게 반응을 보이기 때문에, 몸이 적응할 수 있도록 생활 리듬에 변화를 주는 것입니다. 이와 함께 낮에 충분한 햇볕을 쬐어 수면 호르몬인 멜라토닌의 분비를 원활하게 만들라고 했습니다.

그러나 아무리 좋은 처방과 명약이라고 해도 병과 장애를 극복하려는 의지와 실천이 없으면 소용없습니다. 수면 장애를 극복하기 위한 필자의 조언도 모두가 알고 있는 사실을 주지시켜줄 뿐입니다. 다행인 것은 유럽으로 원정경기를 떠났던 그 선수가 어느 날 새벽 내 텔레비전 화면에서 펄펄 날아다니고 있었다는 사실입니다. 저 선수가 저렇게 잘 뛰는 선수였나 싶을 정도로 경기를 주도해 나갔습니다. 경기는 물론 승리했습니다. 필자는 카메라에 비친 선수의 표정에서 넘치는 에너지를 확인할 수 있었습니다. 그날은 온종일 기분이 좋았습니다.

연예인 L 씨, 체중감량하고
제2의 인생을 살다

다이어트 전문 회사들이 가장 뜨거운 광고 전략으로 내세우는 것이 연예인입니다. 거액의 광고비를 감당하면서도 유명 연예인을 내세워 제품 광고를 하는 것은 그만큼 광고 효과가 크고 소비자들을 빨리 유혹할 수 있기 때문일 것입니다. 반면 다이어트 치료제만큼 부작용 논란이 커 문제를 일으키는 제품도 흔치 않습니다. 항상 비만 때문에 고민인 사람들은 단기간에 살을 빼고 전혀 다른 사람으로 변한 연예인들을 보면서 나도 저렇게 될 수 있다는 착각에 쉽게 빠져 자칫 건강을 해치곤 합니다.

비만의 원인은 다양하지만, 수면 연구를 하는 필자로서는 편안한 잠자리를 포기한 원인이 크다고 생각할 수밖에 없습니다. 큰 덩치로 코믹한 연기를 해 유명해진 L 씨는 어느 순간 살을 빼야 할지 말지 고민에 빠졌습니다. 살이 자신의 경쟁력인데 나이가 들면서 건강에 문제가 생긴 것입니다. 인기를 위해서 살을 유지할 것인지, 아니면 살을 빼고 다시 무명으로 돌아갈 것인지 심각한 고민을 안고 필자를 찾아왔을 때, 솔직히 당황스러웠습니다. 비만으로 인한 여러 질병을 앓고 있는 그녀가 필자를 찾아왔을 때는 이미 체중을 줄이기 위한 여러 방법을 시도하다 실패한 경우였을 것입니다. 필자의 어설픈 처방이 자칫 오해를 사지 않을까 걱정되었습니다. 그러나 필자는 그녀의 눈가를 중심으로 넓게 퍼져 있는 기미와 피로감을 보고 확신할 수 있었습니다. 얼마나 오랜 시간 과로와 과식에 시달렸으면 젊은 나이에 이런 피부를 하고 있을까요? 그러니까 그녀는 인기를 얻기 위해서 잠을 포기한 대신 기름진 음식과 화장으로 자신을 포장하고 살았던 것입니다. 그러다 막상 다이어트를 하려니 길든 몸과 마음이 저항해 마음대로 되지 않았던 것입니다.

필자는 우선 가벼운 운동과 식단 그리고 규칙적인 수면 생활 프로그램을 만들어주었습니다. 연예인 활동을 하면서 한 번도 8시간 이상 숙면해본 적이 없던 그녀로서는 필자의 프로그램이 매우 힘든 숙제였을 것입니다. 그러나 인기와 돈도 건강을 잃으면 한순간에 사라진다는 것을 심각하게 받아들였던 듯 그녀의 다이어트는 성공했습니다. 아니, 그녀는 야식을 중단하고 꿀잠을 자는 데 성공하여 마침내 건강한 몸으로 변신했습니다. 그녀가 다시 필자를 찾아와 전보다 더 바빠지고 광고까지 찍었다며 자랑하는 모습을 보면서, '오늘 가장 중요한 것은 돈 보다 잠이다' 라는 생각을 다시 하게 되었습니다.

키가 작아 왕따였던 영주,
훤칠한 미남이 되다

영주가 엄마 손을 잡고 필자를 찾아왔던 때는 초등학교 5학년이었습니다. 요즘 아이들은 워낙 성장 속도가 빨라서 초등학교 5학년이면 평균 신장이 145cm가 넘고 체중도 40㎏ 이상 되는 아이들이 많은데, 영주는 또래 보다 한참 작고 깡말라 보였습니다. 영양 상태가 좋아 일 년에 보통 5~6cm씩 쭉쭉 크는 애들이 많다 보니 발육이 부진한 아이들은 상대적으로 위축감을 느끼기가 쉽습니다. 영주보다 영주 엄마 걱정이 큰 것도 아이가 친구들한테 기가 죽을까 하는 것이었습니다. 그런데 가만히 보니까 아이도 엄마도 몹시 부산스럽고 조급한 성품이었습니다. 무슨 일이든 단시간에 효과를 보지 않으면 못 견딜 것 같은 분위기를 풍겨서 영주 엄마가 수면 연구소를 잘못 찾아온 것은 아닌가 싶었습니다. 이런저런 이야기를 나누다가 필자는 영주가 자신의 능력 이상으로 학원을 많이 다니고 있다는 사실을 알게 되었습니다. 초등학교 4학년인데, 대여섯 가지 과외를 하느라 잠시도 쉬지 못했고 잘 시간을 훌쩍 넘겨 잠자리에 들다 보니, 영주의 수면 시간은 터무니없이 짧았습니다. 잠자리에 들어서도 늘 다 끝내지 못한 숙제와 각종 시험 걱정으로 조바심을 내다 잠들다 보니 잠을 깊이 자기 어렵다고 했습니다.

필자는 조심스럽게 제안했습니다. "영주의 정상적인 성장을 위해서는 학습의 부담을 반으로 줄이고 제시간에 잠자리에 드는 훈련을 시켜야 합니다. 성장기 아이들은 성장판이 닫히기 전에 잘 먹고 잘 자야만 제대로 클 수 있습니다. 성장호르몬은 밤 10시에서 새벽 2시 사이에 집중적으로 분비되기 때문에 이 시간에 깨어있으면 호르몬 분비를 방해할 수 있습니다. 빛과 소리도 적정 수면 환경에 맞추고 편안한 잠자리를 위해서 침구도 새롭게 바꿔 보세요."

영주는 필자의 수면 연구소 수면 장애 프로그램 처방을 받고 약 6개월 동안 실행한 것으로 알고 있습니다. 이후 다시 영주를 만났을 때는 고등학생이었는데, 놀랄 정도로 훌쩍 커 있었습니다. 필자에게 감사 인사를 하는 걸 보니 수면 장애 프로그램 효과를 본 듯했습니다. 그보다 중요한 것은 수면 장애의 원인은 실생활의 문제이기 때문에 생활환경을 개선함으로써 건강한 삶을 되찾는다는 사실입니다. 많은 사람이 수면 문제를 단순한 습관으로 생각해 건강을 해치는 것을 보면 몹시 안타까운 생각이 듭니다.

허리디스크 환자에게
매트리스는 매우 중요하다

어느 날 30대 중반의 회사원이 〈바른수면연구소〉를 찾아 왔습니다. 오랜 시간 통증에 시달려 온 듯 한눈에 봐도 허리 상태가 좋지 않아 보였습니다. 장시간 의자에 앉아 업무를 보는 젊은이 중에는 의외로 허리디스크 환자들이 많습니다. 디스크는 잘못된 자세가 만들기도 하지만 본래 허리가 약한 사람들이 더 취약합니다. 또 운동 부족으로 허리 근육이 약해져 생기는 경우도 많습니다. 필자가 체압분포 측정 센서를 이용해 그 회사원의 허리디스크 상태를 살펴본 결과 통증을 느낄 정도로 많이 진행된 상태였습니다. 디스크는 치료하면 고칠 수 있지만 나빠진 원인을 개선하지 않으면 또다시 반복될 것 같아, 평소 그의 잠자리 환경도 조사했습니다.

그는 객지에 나와 혼자 살다 보니 먹는 것도 부실했지만 잠자리 환경이 너무 열악했습니다. 그가 쓰고 있는 침대 매트리스 상태를 물어보니 친구가 물려준 오래된 침대를 쓰고 있다고 했습니다. 그것도 스프링이 쿨렁거릴 정도로 헐렁하고 매트리스 또한 균형을 잃어버렸을 정도로 푹 꺼졌다는 소릴 듣는 순간 필자는 그의 허리가 왜 고장이 났는지 알 것 같았습니다.

체압분포 측정에서 그는 탄탄한 매트리스에 누워있을 때가 어깨와 허리 엉덩이가 가장 편안한 상태라고 했습니다. 본인 역시 푹신한 매트리스에 잠기게 되면 움직일 때마다 근육을 많이 사용하게 되어 불편했다고 말했습니다. 탄탄한 매트리스는 전체적으로 몸을 흡수하기보다 받쳐주고 지지해 주기 때문에 허리가 약하거나 디스크 환자인 경우 수면 자세를 흐트러트리지 않습니다.

그렇다고 지나치게 딱딱한 침대를 선호하는 것 역시 경계해야 합니다. 너무 딱딱한 매트리스에서 자면 몸이 배길 수 있어 혈액순환이 원활하지 않습니다. 따라서 잠을 잤는데도 피로가 풀리지 않을 때는 매트리스를 점검해봐야 합니다. 척추는 일자가 아니라 유선형으로 되어 있어 너무 딱딱한 매트리스에서 자면 유선형의 척추를 제대로 지지해주지 못하기 때문입니다.

매트리스를 고를 때는 사용자의 체형과 수면 습관 등을 고려하고 직접 누워보는 체험이 필요합니다. 아무 데서나 단잠을 자면 그만이라고 할 수도 있지만 잘못된 습관이 오래되면 병을 고칠 시기를 놓치게 되고 돌이킬 수 없는 지경까지 이릅니다.

다행히 그 회사원은 늦지 않게 올바른 수면 환경으로 바꾸려고 노력해서 건강한 허리를 가질 수 있게 되었습니다. 젊은이들은 자신의 건강을 자만해 작은 습관이나 버릇을 무시하는 경우가 많습니다. 그러나 우리 몸은 미세한 환경 변화에도 큰 영향을 받는다는 사실을 잊지 말아야 합니다.

중소기업, 낮잠 시간 정하자 생산율이 높아졌다

한번은 전자제품을 만드는 중소기업 사장님이 넋두리처럼 말했습니다.

"거래처에서 툭하면 컴플레인을 걸어와 못 해 먹겠어."

기업인들이 하는 의례적인 투정이려니 생각하고 이야기를 계속 나누던 중 그 중소기업의 점심시간이 너무 짧다는 것을 알았습니다. 짧은 시간에 점심을 먹고 바로 생산설비에 선 직원들에 의해서 불량품이 많이 나온다는 사실을 알게 된 필자는 직원들에게 유럽처럼 낮잠 자는 시간을 제공하면 어떻겠냐고 제안했습니다. 처음에는 말도 안 되는 소리라고 펄쩍 뛰었습니다.

"근무시간에 낮잠이라니, 그게 말이 되는 소리야?"

하지만 필자는 애정을 가지고 수면 장애의 문제에 대해 열변을 토했습니다. 불량품이 나온다는 것은 직원들이 집중하지 못해서 생기는 것이고, 그 이유는 피로감 때문이었습니다. 잠깐의 낮잠으로 피로감을 풀어준다면 분명 생산성도 높아지고 불량품도 줄어들 것이라는 의견에 반신반의하던 사장님이 조금씩 집중하기 시작했습니다.

사업주로서는 잠깐이라도 생산설비를 멈추기가 쉽지 않은 일일 것입니다. 그러나 잠깐의 휴식으로 직원들의 건강도 챙기고 생산성도 높일 수 있다면 직장문화도 달라져야 할 것입니다. 얼마 후에 사장님이 다시 연락해 밥을 사겠다고 했습니다. 직원들에게 낮잠 시간을 허용했더니 필자의 말대로 불량품이 거의 제로에 가까워졌다고 좋아했습니다. 우리 몸은 참 정직합니다. 쉬는 만큼 에너지를 만들어 그 효율성을 입증하니 말입니다.

Chapter 5

알아두면 쓸 데 있는
슬기로운 수면생활

내 침실에 누군가 살고 있다
침실 청소법

집 한 채당 100종 이상의 절지동물이 살고 있다는 보고가 있습니다. 미국 생물학자 롭던 교수는 일 년 넘는 시간을 가지고 자신의 집을 포함해서 미국 전역의 1,000여 채의 집을 구석구석 뒤져본 결과를 발표했는데, 우리가 매일 쓸고 닦아 깨끗하다고 믿는 집 안에서 백여 종 이상의 절지동물이 살고 있다는 충격적인 보고를 했습니다.

우리가 흔히 알고 있는 거미와 바퀴벌레, 노린재, 꼽등이, 진드기부터 이름을 알 수 없는 동물들이 그야말로 집안에 득시글득시글했던 것입니다. 집안은 절지동물뿐만 아니라 각종 세균과 곰팡이, 미생물이 번식하기에 아주 좋은 환경입니다. 적당한 습도와 온도가 미생물 번식을 돕고, 사람의 몸에서 떨어지는 각종 분비물이 미생물과 절지동물의 좋은 먹잇감이 되기 때문입니다. 요즘처럼 유행병과 전염병이 자주 출몰하는 환경에서 사람들은 많은 시간을 집 안에서 보낼 수밖에 없습니다. 특히 일상의 반 이상을 생활하거나 잠을 자는 **침실의 환경은 우리 몸의 면역체계에 영향을 주기 때문에 특히 신경 써야 할 부분입니다.**

침실 청소에서 가장 중요시해야 할 첫 번째는 환기입니다. 집 안이 눅눅하면 바람이 통하지 않는 구석이나 벽지에 곰팡이가 필 수 있어 햇볕이 좋은 날에는 창문을 활짝 열어 환기를 시킵니다. 두 번째는 청결과 위생입니다. 침구류를 자주 세탁하고, 일주일에 한 번 정도는 난방을 해 실내가 눅눅하지 않도록 건조시킵니다. 세 번째는 전문가의 도움을 받는 것 입니다. 깊숙이 숨은 진드기와 오염물질까지 제거할 수 있고, 매트리스의 수명도 늘릴 수 있습니다.

슬기로운 매트리스 사용법①
수명과 세탁 관리

매트리스의 기본 수명

사람은 잠을 자면서 보통 200ml 이상의 땀을 흘린다고 합니다. 콜라 한 캔의 용량이 190ml 정도라고 생각하면 엄청난 양의 땀을 배출하는 것입니다. 그 많은 양의 수분이 침대 매트리스로 스며들다 보니 매트리스가 온전할 리 없습니다.

대개는 '스프링이 망가지지 않았으니 별문제 없겠지.' 하며 매트리스 청소에 소홀하거나, 때가 찌들어도 새것으로 바꾸지 않는 사람들이 있습니다. 하지만 위에서 말했듯이 이러한 매트리스는 사람이 주인이 아니라 동물들이 주인이라고 할 수 있습니다.

필자는 가끔 집 앞에서 폐기물처리 딱지를 붙이고 있는 매트리스를 목격할 때가 있습니다. 비싼 매트리스가 분명한데, 한눈에 봐도 관리를 전혀 안 하고 쓰다가 그냥 내다 버린 것들이 대부분이었습니다. 모든 물건마다 기본 수명이 있듯 매트리스 역시 조금만 신경 써서 관리한다면 건강도 지키고 폐기물처리 비용도 아낄 수 있습니다.

매트리스를 관리하는 첫 번째 방법은 매트리스 위에 방수 덮개를 씌우는 것입니다. 커버를 씌우면 잠을 자는 동안 흘리는 땀과 분비물이 매트리스에 스며드는 걸 막을 수 있습니다.

매트리스 관리의 두 번째 방법은 방수 덮개 위에 순면 커버를 깔고, 매일 교체해주는 것입니다. 방수 덮개만 깔게 되면 몸에서 배출되는 땀과 분비물의 흡수를 막아 체온조절에 문제가 생길 수 있습니다. 그 때문에 면 커버를 깔아 땀과 분비물의 흡수를 돕고 체온조절도 가능하게 합니다.

매트리스 관리의 세 번째 방법은 3개월에 한 번씩 매트리스의 위치를 바꿔주는 것입니다. 매트리스를 자세히 살펴보면 어느 한 부분이 푹 꺼져 있거나 균형이 틀어진 것을 알 수 있을 것입니다. 그것은 계속해서 똑같은 자세로 똑같은 위치에서 잠을 자기 때문입니다. 매트리스에 누웠을 때 머리와 엉덩이, 다리가 항상 눕는 곳에만 위치하게 되면, 그중에서 하중이 가장 많이 나가는 부분이 꺼지게 됩니다.

침대 하단에 보면 1월, 2월, 3월, 7월, 8월, 9월, 이런 식으로 적혀 있는 것을 볼 수 있을 것입니다. 예를 들어 지금이 9월이라면 9월 쪽이 위쪽으로 나올 수 있도록 매트리스를 놓으면 됩니다.

전에는 매트리스 내장재가 좋지 않아서 이쪽저쪽으로 돌려놓거나 뒤집어도 썼지만, 지금은 두꺼운 내장재가 충전된 매트리스가 많아서 그냥 사용해도 큰 문제는 없습니다. 이런 형태의 매트리스를 보통 논플립(nonflip) 매트리스라고 부릅니다. 뒤집을 필요가 없다는 뜻입니다.

매트리스 세탁법

반려동물과 함께 사는 세대 수는 해마다 늘어나고 있습니다. 이때 보통 반려동물과 한 침대에서 한 이불을 덮고 자는 경우가 많습니다. 그렇다 보니 아무리 위생관리를 잘한다고 해도 침대 매트리스에 생길 수 있는 곰팡이나 세균, 절지동물들에 대한 걱정은 늘 남아 있습니다.

잘 훈련된 반려동물이라도 어쩌다 실수하는 일이 생기기 때문에 매트리스 관리는 무엇보다 중요합니다. 방수 덮개를 사용하면 실례를 했더라도 걸레로 닦아내면 되지만, 만일 방수 덮개가 없는 상태에서 오줌이나 똥을 쌌을 때는 간단한 문제가 아닙니다. 아무리 여러 차례 걸레질해도 냄새와 습기를 완전히 제거하기는 어렵습니다.

물론 전문가의 도움을 받으면 가장 좋지만 그렇지 못하면 매트리스를 햇빛이 잘 드는 장소에 세워 두거나, 살균 및 탈취제를 이용해 습기와 곰팡이를 제거해주어야 합니다. 자외선 살균은 습기와 곰팡이를 제거할 뿐만 아니라 집먼지진드기 같은 동물의 증식을 억제해 효과적이고 경제적인 측면이 있습니다. 하지만 집에서 다루기가 쉽지 않기 때문에 관리의 어려움과 불편함이 있습니다.

상황이 여의치 않아서 간편하게 항균 섬유 탈취제를 사용했다면 매트리스의 환기에 더더욱 유의해야 합니다. 이 방법은 집에서 위생적으로 매트리스를 관리하는 쉬운 방법이지만, 섬유 탈취제를 뿌리고 바로 커버를 덮어 버리면 오히려 진드기나 세균이 번식하기 쉬운 환경이 될 수 있습니다. 그러므로 섬유 탈취제를 사용한 뒤에는 매트리스가 잘 건조될 때까지 환기해 탈취 효과가 일어날 수 있도록 해주는 것이 좋습니다.

매트리스 케어를 신청하면 전문 설비를 이용해서 매트리스를 세척하고 위생적으로 관리할 수가 있습니다. 매트리스 케어는 건식청소와 습식청소가 있는데 건식청소는 매트리스에 있는 먼지를 빨아들여 오염물을 제거하며, 습식청소는 매트리스를 스팀으로 세척하여 오염물과 먼지를 제거합니다.

매트리스 점검 및 문제점

많은 소비자가 매트리스의 수명에 대해 잘 알지 못합니

다. 쓰는 데 별다른 불편함을 느끼지 못하면 십 년 또는 이십 년까지 사용하는 사람들도 있습니다. 자동차는 2~3년에 한 번씩 바꾸면서 매트리스는 미처 신경 쓰지 못하는 경우입니다. 그러나 우리 몸의 건강과 직결된 수면 환경을 무시한다면 고장이 난 엔진을 버려두고 달리는 자동차와 다르지 않습니다. 잘못된 수면 습관이 지속되면 몸의 불균형으로 건강에 문제가 생기고 숙면하지 못한 뇌는 결국 엄청난 스트레스로 삶의 질을 떨어트리게 됩니다. 따라서 매트리스의 사용기한에 따른 문제점은 없는지 정기적으로 살펴볼 필요가 있습니다.

매트리스의 수명은 보통 꺼짐 현상으로 판단합니다. 표면의 움푹 팬 부분이 3㎝ 이상이면 한계 수명에 이르렀다고 봐야 합니다. 하지만 매트리스는 이러한 객관적인 지표보다는 주관적인 만족도로 판단하는 것이 더 낫습니다.

침대에서 나는 소리가 매트리스에서 나는 것인지 프레임에서 나는 소리인지 점검해 보고, 만약 프레임에서 나는 소리라면 조립 상태가 헐거워져 그럴 수 있으니 볼트를 다시 조여줍니다.

프레임이 아니라 매트리스에서 나는 소리라면 스프링이나 혹은 폼에서 나는 소리일 수 있습니다. 스프링 같은 경우에는 안에 있는 용수철이 움직이면서 나는 소리이고, 폼일 경우는 적층 구조 안에서 마찰음이 발생하는 것입니다.

솔직히 이런 문제점을 발견했다고 하더라도 소비자가 직접 해결하기는 어렵습니다. 구매처에 연락해서 출장 점검을 받거나, 일정 이상의 소음이 발생한다면 매트리스를 교체하는 것이 맞습니다.

슬기로운 매트리스 사용법②
주의사항

Z
Z
Z

매트리스 사용 시 주의할 점

매트리스를 새로 구입하면 가장 먼저 비닐 포장지부터 벗기는 사람들이 있는 반면에 그대로 사용하는 사람들이 있습니다. 어떤 물건이든 포장지를 뜯어내는 기분 또한 구매자가 누릴 수 있는 특권입니다. 그래도 그 유혹을 조금 참아야 하는 물건이 있고, 새 제품에 대한 설렘을 과감하게 즐길 물건이 있습니다.

첫 번째, 매트리스 포장지는 과감하게 벗겨내야 하는 물건에 해당합니다. 매트리스를 감싸고 있는 비닐 안쪽에는 어느 정도의 열기가 있고, 그 열기는 포장지를 벗겨낼 때까지 계속 갇혀 있는 상태입니다. 온도 차에 따라서 물방울이 맺힐 수 있으므로 비닐을 벗겨내지 않고 그대로 사용한다면, 진드기나 세균 등이 번식하게 됩니다. 매트리스를 햇볕에 건조해야 하는 이유와 일맥상통합니다.

두 번째, 매트리스를 방바닥에 그대로 놓고 사용하면 안 됩니다. 방바닥은 온기와 냉기, 습기의 변화가 심해서 매트리스 안에 있는 스프링이나 폼이 부식되어 내구성이 약해집니다. 이 때문에 가능하면 침대 프레임이나 하단 베이스를 사용하는 것이 좋고, 이것이 부담된다면 원목 깔판이나 플라스틱 깔판을 사용하는 것이 좋습니다.

세 번째, 매트리스 위에서는 될 수 있는 대로 전기장판을 쓰지 않는 것이 좋습니다. 불가피하게 전기장판을 써야 한다면 매트리스에 직접 닿지 않도록 다른 침구를 사이에 까는 것이 좋습니다. 또 고온으로 장시간 전기장판을 틀어놓는 것은 피해야 합니다. 매트리스는 기본적으로 폼, 라텍스, 패딩 솜 등으로 구성되어 있으므로 장시간 열에 노출된 다면 매트리스 자체에도 문제가 생기지만 화재 위험도 무시할 수 없습니다.

매트리스는 인테리어가 아니다

워낙 좋은 침구들이 많아서 그런지 침실을 잘 꾸며놓고 사는 사람들이 많습니다. 색깔이며 패턴, 분위기까지 저마다의 취향과 유행을 고려해서 꾸며놓은 집안 분위기는 그야말로 손색이 없을 정도입니다.

필자가 수면 연구소를 운영하다 보니까 지인들을 통해서 수면 관련 조언을 구하는 경우가 더러 있습니다. 어느 집을 방문하든지 필자가 가장 먼저 눈여겨보는 것은 당연히 침실입니다. 그런데, 아주 가끔 실소를 터트리게 만드는 침실이 있습니다. 조명도 좋고 벽지와 침구의 색까지 완벽해 보이는데, 막상 이불을 들춰보면 매트리스 관리가 엉망인 경우가 있습니다. 많은 사람이 바쁘다는 핑계로 매트리스를 항상 이불로 덮어 놓습니다. 더러운 침구를 이불로 가려 놓는 긴급 처방인데, 그야말로 최악의 방법입니다.

하루에 한 시간만이라도 창문을 열어놓고 이불을 개켜 매트리스가 바람을 쐴 수 있도록 해야 합니다. 이불로 덮어 놓기만 한다면 이불과 매트리스 모두 땀과 분비물로 인한 세균과 박테리아의 증식을 돕게 됩니다. 값비싼 침구와 가구로 방안을 치장할 수는 있지만, 매트리스 상태까지 가려서는 안 됩니다. 위에서도 언급했지만, 매트리스는 열과 습도 온도에 취약하고 일정 이상의 무게를 가하게 되면 비가역적인 변형이 발생할 수 있습니다.

화려한 침구보다 더 중요한 것은 좋은 매트리스를 쓰는 것이고, 그보다 더 중요한 것은 잘 관리하는 것입니다. 이것이야말로 진정으로 내 몸을 지키는 방법입니다.

슬기로운 매트리스 구입법①
매트리스의 특징

침대의 기능은 갈수록 진화하고 있습니다. 특히 매트리스의 기능은 건강과 직결되면서 다양성에 대한 수요도 증가하고 있습니다. 매트리스의 환경이 수면 건강에 미치는 영향이 크기 때문입니다. 매트리스는 구매자의 상황에 따라 특수형태로 만들어진 것과 일반적인 것으로 구분합니다. 수요가 많은 일반적인 매트리스의 특징은 3가지로 구분하는데, 스프링과 폼 레이어, 내구성입니다.

첫 번째. 스프링 구성입니다

매트리스는 스프링 숫자가 크고 회전수가 높을수록 받치고 지지해주는 힘이 좋고 안정감도 좋습니다. 대스프링이 탑재된 매트리스의 가격대가 높은 이유입니다.

비유하자면, 헹가래 칠 때, 한두 사람이 받쳐주는 것보다 여러 사람이 받쳐주는 것이 헹가래 당하는 사람으로서는 훨씬 안전합니다. 스프링의 힘이 좋으면 100사람이 받쳐주고 지지해주는 역할을 하기 때문입니다. 이처럼 스프링은 우리 몸의 균형과 탄력을 고스란히 흡수하기 때문에 매트리스의 핵심 구성이라고 할 수 있습니다.

두 번째. 폼 레이어 구성입니다

매트리스는 탑재된 폼이나 라텍스의 밀도 차이에 따라서 쿠션감이 다릅니다.

똑같은 밀도의 탄탄한 폼 혹은 라텍스라고 해도, 어느 것은 시멘트 바닥처럼 차고 딱딱해서 등에 배기는 느낌이 드는 반면, 어느 것은 기분 좋게 꽉 찬 느낌으로 잡아주는 주는 매트리스가 있습니다. 이러한 입체적인 쿠션감의 차이를 만드는 것을 폼 레이어 구성이라고 합니다. 이 역시 가격대가 높을수록 폼 레이어 구성이 좋아집니다.

세 번째. 내구성의 차이입니다

무슨 물건이든 알아야 좋은 제품을 선택할 수 있습니다. 매트리스는 특히 그렇습니다. 겉으로 보기는 화려하고 튼튼해 보이지만 꼼꼼하게 따져보고 선택하지 않으면 간과하기 쉬운 구성이 있습니다. 매장에서 대충 한 번 누워보고 비싼 거나 싼 거나 비슷하다고 생각하는 분들이 있는데, 그 작은 차이가 큰 오류를 만든다는 사실을 알아야 합니다. 당장은 그 차이를 별반 느끼지 못할 수도 있습니다. 그러나 5년, 10년 세월이 지났을 때 매트리스 상태가 처음과 얼마나 달라졌는지, 몸이 그 변화와 차이를 확연하게 느끼고 말해줍니다. 처음 상태 그대로 유지되는 기간이 얼마나 긴지 짧은지 여부에 따라 매트리스의 차이를 알 수 있습니다. 매트리스 가격이 올라갈수록 사양이 좋아지고 편할 확률이 더 높아지는 것 역시 내구성의 차이라고 할 수 있습니다.

슬기로운 매트리스 구입법②
추천 꿀팁

그렇다면 누구나 한 번쯤 갖고 싶고 잠을 자보고 싶은 최고의 매트리스 선택법은 무엇일까요?

말도 안 되게 저렴한 매트리스부터 하이엔드 매트리스, 그리고 가성비 좋은 매트리스 고르는 법에 대해 알아봅니다. 매트리스를 선택할 때, 소비자들이 가장 많이 궁금해하는 것이 '가격이 비싸면 무엇이 다른가?'라고 합니다.

앞에서 매트리스를 구성하는 세 가지 예를 알아보았습니

다. 반복하자면 구성하는 사양에 따라 가격과 차이가 날 수밖에 없습니다. 가격이 비싼 자동차의 엔진과 옵션이 가격대가 낮은 자동차와 차이가 난다는 이유와 같습니다. 그렇다고 무조건 비싼 매트리스가 좋다는 뜻은 아닙니다. 구성과 가격이 비례하는 이유를 따져보기 위함입니다.

매트리스 10만 원 미만으로도 구매할 수 있다

매트리스의 만족도는 지극히 주관적인 부분입니다. 필자가 아무리 수면 전문가라고 해도 이런 매트리스는 사라, 사지 마라, 라고 할 수는 없습니다. 가격대별 매트리스에 관해 설명하는 것은 정확한 정보를 주기 위함이고, 선택은 여러 가지 상황을 고려한 소비자의 몫이겠지요.

그렇다면 10만 원으로 과연 꿀잠을 잘 수 있는 매트리스를 구매할 수 있을까? 당연히 구매할 수 있습니다. 어떻게 그럴 수가 있지?, 라고 또 궁금해할 것입니다. 그러나 10만 원대 미만의 가격대를 형성하고 있는 매트리스 대부분은 싱글 사이즈 스프링 구성입니다. 쉽게 말해서 고시원이나 기숙사 등에서 볼 수 있는 기본형의 탄탄한 매트리스라고 할 수 있습니다. 이러한 매트리스는 인터넷에서 5만 원대로 구매할 수 있는데, 제조사가 중간이윤 없이 다른 제품을 팔기 위한 미끼 상품인 경우가 많습니다.

10만 원에서 20만 원대 매트리스는 어떨까?

이 가격대의 매트리스는 인터넷쇼핑몰에서 경쟁이 가장 치열한 가격대라고 할 수 있습니다. 매트리스 전문 제조사부터 홈쇼핑 전문 유통사, 미디어 커머스업체까지 많은 브랜드가 치열하게 경쟁하고 있는 시장입니다

위 가격대로는 롤 팩 매트리스와 일반 매트리스 두 가지로 비교해 볼 수 있습니다. 롤 팩 매트리스는 동그랗게 말린 채로 상자에 담겨 택배로 배송되는 편의성이 있습니다. 반면 부드럽고 푹신해서 짱짱한 느낌을 좋아하는 구매자는 선호하지 않을 수도 있습니다. 롤 팩의 특징상 가장자리에 와이어가 들어가지 않아서 매트리스 위에서 티브이를 본다거나 노트북을 펼쳐야 할 때는 안정감이 떨어집니다.

그렇다면 10만 원대에서 20만 원대의 일반적인 매트리스의 장・단점은 무엇일까요. 이 가격대 매트리스는 내장재

에 따라서 쿠션감이 굉장히 다릅니다. 크게 스프링 매트리스, 폼 매트리스, 라텍스 매트리스로 나눕니다.

첫 번째 장점은 가장자리 부분이 짱짱하므로 걸터앉거나 매트리스 위에서 시간을 많이 보내는 분들에게는 안정감이 좋아 추천할 만합니다.

단점이라면, 화물 배송이라 매트리스를 받기까지 보통 일주일 이상의 시간이 걸릴 수도 있다는 것입니다. 그래서 필자라면 롤 팩보다는 스프링 매트리스를 더 추천해드리고 싶습니다. 누웠을 때 물성과 안정감을 충분히 느낄 수 있는 제품을 구매하는 것이 합리적이기 때문입니다.

30만 원에서 50만 원대 매트리스는 어떨까?

이 정도 가격이면 매트리스 선택의 폭이 넓어진다고 할 수 있습니다.

물론 매트리스에 대한 기대치가 높은 구매자라면 이 가격대 역시 만족하지 못할 수도 있겠지만, 위 가격대라면 실패할 확률이 매우 낮습니다. 또한, 이 정도 가격대에서는 유명 브랜드의 최적화 모델이 등장을 시작합니다.

앞서 설명했듯이 폼이나 라텍스 같은 경우에 10만 원대 20만 원대보다는 한 단계 업그레이드되기 때문에 저렴한 제품들보다는 쿠션감이 훨씬 더 좋아진 상태라고 할 수 있습니다. 그리고 스프링 베이스 매트리스 같은 경우에는 잘 고르면 만족감이 큽니다.

참고로 50만 원대까지도 오프라인 체험관에서는 찾아보기 힘든 경우가 많습니다. 보통 가구점이나 가구단지에서 매트리스를 구매하려면 보통 80만 원 이상의 제품들을 판매하는 경우가 많아서 방문하기 전에 가격대를 알아보지 않고 가구점이나 가구단지에 가 50만 원 미만으로 매트리스를 구매하려다가는 낭패를 볼 수도 있습니다.

100만 원대의 매트리스는 어떨까?

이 가격대는 주로 혼수를 장만하려는 신혼부부들이 많이 찾습니다.

매트리스 사이즈도 백만 원대 이상은 퀸이나 킹, 라지 킹 사이즈가 많아서 신혼부부들의 구매율이 높고 제품의 사양 자체도 한 단계 더 업그레이드된 것이 많습니다. 가격대가 높아진 만큼 이전에 사용하지 않던 매트리스 용어들도 등장합니다. 이를테면, 유로탑 매트리스, 필로우탑 매트리스, 혹은 분리형 토퍼 같은 것들입니다.

유로탑 매트리스는 우리가 생각하는 일반적인 매트리스 모양이 아니라 위에 탑이 하나 더 붙어 있는 것이고, 토퍼의 모양이 베개를 닮았다고 해서 필로우탑 매트리스라고 부릅니다. 오프라인 매장에서 가성비가 좋은 제품들로 사전 정보와 발품을 많이 팔수록 효율성과 가성비 좋은 제품을 구매할 수 있습니다.

이 가격대의 매트리스 특징을 살펴보자면, 대부분 스프링 매트리스로 하이브리드 형태로 제작됩니다. 레이어 구성이 충실하고 두께 감이 좋아 만족도가 상당히 높습니다. 라텍스 매트리스 또한 이 가격대부터는 15cm 이상의 두툼한 통 라텍스 형태로 등장하고, 토퍼 형태의 굉장히 얇은 타입의 저렴한 제품들과 비교됩니다.

이 가격대부터는 천연 라텍스로 통 라텍스 타입도 찾아볼 수가 있습니다. 이쯤에서 신혼부부들에게 꿀팁 하나 드리자면, 무작정 백화점에 있는 가구 관을 찾는 것보다 제조사에서 직접 운영하는 직영점을 방문하는 것이 도움이 됩니다. 유통이윤이나 판매수수료, 성과보수 등에서 비용 절감을 할 수 있습니다.

250만 원 이상의 매트리스는 어떨까?

이 가격대의 매트리스를 추천할 때는 마음이 편합니다.

가격대가 높은 만큼 레이어가 많이 들어가 있고 매트리스의 높이가 45cm~50cm 정도 됩니다. 고 사양의 매트리스 대부분은 높이가 있는 만큼 선호하지 않을 경우는 프레임 높이를 낮춰 구매하는 것도 한 방법이 될 수 있습니다. 매트리스의 높낮이도 원하는 대로 주문 제작할 수 있고, 프레임 역시 전체적인 균형에 맞게 좋은 제품을 구매할 수 있습니다.

여유로운 마음으로 백화점 매장, 그리고 수입 매트리스 멀티숍, 혹은 매트리스 전문 제조사 쇼룸 같은 곳을 방문해 어떤 제품이 나한테 맞고 더 편한지 체험해보고 만족도를 기준으로 선택하는 것을 추천합니다.

1,000만 원 이상 무제한급 매트리스는 어떨까?

매트리스의 가격 차는 엄청납니다. 몇만 원부터 1억 원이 넘는 것까지 있는걸 보면, 잠자리와 수면의 중요성을 다시 한번 느끼게 합니다. 1억 원이 넘는 매트리스는 도대체 어떤 사람들이 구매하고 무엇으로 만들기에 그렇게 비싼가 궁금할 것입니다. 돈이 많아서 비싼 제품을 쓰는 사람도 있을 테지만, 어떤 사람은 건강과 충분한 숙면을 위해 고가의 침대를 고르기도 합니다. 사람마다 삶의 우선순위가 다 다르고, 살아가는 환경이 다르기 때문입니다.

1억이 넘는 매트리스는 세계적인 브랜드로 우리나라 시장에서도 실제로 판매되고 있습니다. 그렇다면 그 비싼 매트리스가 과연 제값을 하는지 알아봅시다.

스프링을 기계 작업으로 꼬아서 만드는 것이 아니라 수작업으로 만듭니다. 주문식 맞춤이기 때문에 보통 6개월 정도의 시간이 필요합니다. 말총이나 천연소재를 일일이 꼬아 만든 제품이 주문자를 찾아오기까지 걸리는 시간은 매트리스가 단순한 제품 이상이라는 걸 증명합니다. 구매자의 건강한 삶을 보장하겠다는 책임감 없이 그 오랜 시간과 제품에 정성을 들일 이유가 없을 것입니다.

보통 이런 매트리스는 라이프 롱(Lifelong)워런티를 제공합니다. 제품에 대해 평생 보증한다는 뜻입니다. 죽을 때까지, 대를 이어 물려줄 수 있는 만큼 가문의 보물이라고 해도 과하지 않습니다. 가치가 있는 물건은 가격이 아니라 브랜드의 철학이 있습니다. 수면에 대한 가치와 제품에 대한 철학이 명품을 만드는 것입니다.

모든 제품에는 그만한 이유와 타당성이 있습니다. 비싸고 좋은 물건을 찾기는 쉽지만 내 삶을 여유롭고 건강하게 책임져 줄 매트리스를 찾는 일은 노력이 따라야 합니다.

슬기로운 매트리스 관리법
침대 패드 관리

Z
Z
Z

   침실에서 매트리스 다음으로 중요한 것이 매트리스 위에 까는 패드입니다. 빨래하기 귀찮다거나 패드의 중요성을 인식하지 못해서 패드를 깔지 않고 매트리스를 그냥 사용하는 사람들도 있습니다. 이것은 침대를 곤충들에게 내어주는 행위나 마찬가지입니다. 만일 수면 장애가 있고 온몸이 가렵거나 피부에 문제가 생겼다면, 지금의 침실환경이 어떠한지 점검해봐야 합니다. 분명, 매트리스 자체에 문제가 있거나 위생환경이 좋지 못할 것입니다.

침대 패드가 중요한 이유는 방수 덮개 다음으로 매트리스의 청결을 지켜주기 때문입니다. 패드는 될 수 있는 대로 매트리스와 딱 맞는 것을 사용하는 것이 좋습니다. 물론 계절에 따른 소재도 선택해야 하지만 무엇보다 중요한 것은 매트리스를 충분히 덮을 수 있을 정도로 넉넉해야만 위생적으로 쓸 수 있고, 방안의 환경으로부터도 보호받을 수 있습니다.

패드 세탁은 방수 덮개와 달리 일주일에 한 번 정도 하는 것이 좋고, 중성세제를 써야 합니다. 방수 덮개는 자주 세탁하게 되면 방수력이 떨어지지만, 패드는 몸에 직접 닿기 때문에 자주 빨아 쓰는 것이 좋습니다. 세탁이 어려울 때는 수시로 먼지를 털어내고 햇빛에 말려 줍니다. 옷장 보관 시에는 전용 방충제를 사용하거나 계피를 넣어두는 것도 방법입니다. 신문지를 사용하는 것도 제습과 방충의 효과를 볼 수 있습니다.

나에게 맞는 베개
어떻게 고를까?

침대가 과학이라면 베개 역시 과학입니다. 딱딱한 방바닥에서 자거나 손바닥만 한 요에서 여러 명의 식구가 함께 잠을 자던 시대는 갔습니다. 침구산업은 이제 과학적인 방법으로 건강문제를 해결해주고 있습니다. 팔베개라는 감성적 접근은 가난했던 시절의 낭만이 되었고, 이제는 베개 하나도 개인의 건강을 고려해서 선택할 수 있는 시대가 되었습니다.

베개를 가장 많이 볼 수 있는 곳은 호텔입니다. 호텔의 상징은 편안하고 깨끗한 잠자리를 제공하는 것입니다. 객실에 들어서는 순간, 넓은 침대와 새하얀 침구, 여러 개의 베개가 투숙객의 마음을 사로잡는데, 특히 이 베개의 개수에 의아해한 적 있을 것입니다. 베개는 한때 부의 상징으로 과시되었는데, 산업혁명 이후 직물이 대량생산되기 시작하면서 일반가정의 침실 인테리어로 사용되기 시작했습니다. 그러나 호텔에 베개 수가 많은 것은 인테리어 차원도 있지만, 호텔이라는 특성상 투숙객의 취향이나 잠버릇 같은 특성까지 고려한 것입니다. 이처럼 베개는 국적과 인종에 따른 취향과 습관, 문화뿐만 아니라 개인의 체형과 잠버릇까지 생각해야 하는 중요한 문제입니다.

베개는 질 좋은 수면과 직결된 만큼 신중하게 골라야 합니다. 베개를 선택하는 데 있어 가장 중요한 점은 베개의 높이입니다. 똑같은 베개라도 두상의 생김새에 따라서 어떤 사람은 편하고 어떤 사람은 불편할 수 있습니다. 또 목등뼈의 길이, 즉 목이 짧은가 긴가에 따라서 베개의 높이도 다르게 느낍니다.

사람마다 머리 모양과 목의 길이가 다르므로 자신한테 맞는 베개 높이도 달라지겠지만, 보통의 기준으로는 7~9cm 높이의 베개가 적당하다고 합니다. 누웠을 때 목과 등의 불편함이 느껴지지 않고 편안하면 자신한테 잘 맞는 베개라고 할 수 있습니다. 예부터 고침단명(高枕短命)이라고 했습니다. '높은 베개를 베고 자면 단명한다'라는 뜻으로 너무 높아도 안 되고 너무 낮아도 문제가 있습니다. 좋은 베개는 많지만, 자신한테 맞는 베개는 직접 체험을 통해서 찾아내야 합니다. 목등뼈의 높낮이를 잡아주고 똑바로 눕거나 옆으로 누워도 몸의 균형을 흐트러지게 하지 않아 편안한 베개가 가장 좋은 베개입니다.

두 번째는 베개의 소재입니다. 베개는 천연소재로 만든 것부터 고가의 기능성 소재로 만든 것까지 종류가 다양합니다. 일반적으로 쓰는 폴리에스테르 소재의 베개는 무난하지만, 자연섬유가 아니라서 통풍과 쿠션감은 부족합니다. 탄력감이 좋은 텐셀 베개와 자연 친화적인 구스 베개 같은 것은 고가제품이고, 에어쿠션을 싫어하는 사람도 있어 호불호가 갈리는 편입니다. 자세와 체형까지 잡아주는 고가의 기능성 베개들도 많지만 가장 중요한 것은 역시 자신한테 맞는 소재와 기능을 갖춘 베개입니다.

세 번째는 베개와 매트리스의 궁합입니다. 매트리스 쿠션감에 따라서 베개의 기능도 달라집니다. 매트리스는 딱딱한데 베개가 푹신하다면 경추와 몸의 균형이 맞지 않고 베개와 매트리스 모두 탄력이 없어도 몸을 받쳐주지 못해서 몸의 균형이 틀어질 수 있습니다. 베개와 매트리스의 궁합을 잘 봐야 하는 것 역시 잘못된 습관이 만들어낼 수 있는 자세를 바로잡기 위함입니다. 객관적인 평가에 무턱대고 호응하기보다는 자신의 몸에 맞는지 맞지 않는지 꼼꼼히 따져보고 선택해야 합니다.

특히 베개는 장시간 피부에 직접 닿기 때문에 부드러운 촉감의 소재를 골라 자주 세탁하는 것이 좋습니다. 다른 침구와 마찬가지로 햇빛에 자주 말려서 베개 속에 기생하는 각종 세균과 진드기들을 없애 쾌적한 수면 환경을 만들어 나가야 합니다.

잠옷, 입고 자야 할까?
벗고 자야 할까?

잠을 잘 때 옷을 입고 자느냐 벗고 자느냐의 문제는 습관입니다. 어떤 방법을 쓰든지 잠만 잘 자면 그만이라고 할 수도 있겠지만 작은 습관의 차이가 건강과 직결된다면 잠옷에 대해 한 번쯤 다시 생각해 볼 수도 있을 것입니다.

이제 잠옷은 단순히 잠을 잘 때 입는 옷이 아닙니다. 잠을 자기에 최적화된 옷으로 움직임이 편해야 하고 수면 중에도 체온 유지를 해줘야 합니다. 거기다 패션 기능까지 갖

취야만 완벽한 잠옷이라고 할 수 있습니다. 요즘에는 잠옷도 하나의 트렌드로 유행을 선도하기도 합니다. 잠옷이 외출복과 평상복이 아닌 또 다른 패션문화로 자리 잡은 것입니다.

그러나 다양한 형태의 잠옷들이 무색하게도, 수면 건강에는 잠옷을 입고 자는 것보다 알몸으로 자는 것이 좋다는 연구결과가 있습니다. 알몸으로 잠을 자면 체온이 낮아지면서 멜라토닌 분비가 활발해진다는 것입니다.

숙면을 유도하는 호르몬인 멜라토닌은 주로 밤에 분비되는데, 잠옷을 입고 자게 되면 체온이 상승해 멜라토닌 분비가 활발해지지 못합니다. 멜라토닌은 주로 자정부터 새벽 2시까지 가장 많이 분비되며 갈색지방을 활성화하기도 합니다. 갈색지방은 에너지를 연소시키는 지방으로 체중감소에 효과적일 뿐만 아니라 스트레스도 해소한다는 연구결과가 있습니다. 잠옷을 입고 잤을 때보다 알몸으로 잠을 잘 때 코르티솔 호르몬의 수치가 가장 낮게 나오는데, 이는 높은 온도에서 자면 과하게 분비되는 여드름과도 상관이 있습니다. 개인마다 체온의 차이가 있을 테니 무조건 알몸 수면을 권장할 수는 없지만, 일반적일 때 면역력에도 큰 효과가 있다고 하니 수면에 문제가 있거나 멜라토닌이 부족하다면 한 번쯤 시도해 보는 것도 좋을 듯합니다.

침대에서 하는
생리통 완화 자세

생리통은 여성의 50% 정도가 경험할 정도로 흔한 통증이라고 합니다. 월경 주기와 맞춰 주기적으로 발생하는 골반 통증을 생리통이라고 말하는데, 흔한 증상이라고 가볍게 넘어가면 안 됩니다. 증상과 형태의 정도에 따라 구별하는 것이 중요하기 때문에 반드시 전문의의 진찰이 필요합니다. 다만 체조나 마사지 같은 방법으로 생리통을 조금은 완화할 수 있습니다. 생리통이 시작되면 우선 복부를 따뜻하게 해주는 것이 중요합니다. 복부 주변의 근육이 긴장된 상태이기 때문에 따뜻한 차를 마시거나 온찜질을 해줌으로써 근육을 풀어줍니다.

특히 침대 위에서는 웅크린 자세를 취합니다. 이 역시 복부 주변의 긴장된 근육을 풀어줘 자극 경련을 덜 하게 만들어줍니다. 그리고 몸을 곧게 편 뒤에 베개를 무릎 뒤쪽에 두고 잠을 자는 것이 좋습니다.

생리통이 몰려올 적마다 밤잠을 설치는 경우가 많은데, 무조건 진통제로 가라앉히려 하지 말고 호흡을 통해 마음을 가라앉힌 뒤 긴장된 근육을 풀어주는 스트레칭부터 하는 것이 좋습니다.

물론 통증을 완전히 사라지게 할 수는 없을 테지만 질병이나 치료수준의 생리통이 아닌 일시적인 통증이라면 잠자기 전에 꼭 해 볼만한 완화 자세입니다.

가위에 눌리면
어떻게 해야 할까?

멀쩡히 자다가 무언가에 쫓겨 비명을 지르거나 목이 눌리는 경험을 해본 적 있을 것입니다. 필자 역시 그러한 경험을 한 적이 있습니다. 곤하게 자다가 어느 순간 고양이 울음소리 비슷한 아기 울음소리가 들리기도 했고, 처녀 귀신이 나타나는 악몽을 꾸기도 했습니다. 의식은 있는데 손가락 하나 움직일 수 없고, 환청이나 환각만 보는 것입니다. 경험해보지 않은 사람은 믿지 않을 수도 있겠지만 당해본 사람은 그 무시무시한 가위눌림 때문에 잠자는 것이 공포 그 자체일 수 있습니다. 몸의 한 가운데가 눌려 꼼짝달싹하지 못 하는 상태에서 감당하는 환청과 환각을 우리는 보통 가위눌림이라고 하는데, 의학적으로는 수면마비 또는 수면 장애라고 합니다.

지나치게 피곤하거나 스트레스를 많이 받아 심신이 약해진 사람의 경우 그러한 경험을 더 많이 하게 되는데, 이를 치료받지 않고 버려두게 되면 심각한 수면 질환으로 발전할 수 있습니다. 아무리 오랜 시간 잠을 자도 수면마비 증세가 자주 나타나게 되면 악몽에 대한 트라우마가 생길 수 있습니다.

잠을 자다가 만일 수면마비 증세가 느껴진다면 이렇게 대처해보는 것도 큰 도움이 됩니다. **첫째, 우선 침착하게 기다립니다.** 처음부터 힘을 빼려 하지 말고 일 분 정도 가만히 상황을 의식하며 기다립니다. 쉽지 않은 일이지만 갑자기 움직이려고 하면 오히려 역효과가 날 수 있으니, 손끝과 발끝에 힘을 주어 조금씩 마비를 풉니다.

둘째, 혀를 조금씩 움직여 봅니다. 혀가 의식한 대로 움직여지면 소리를 내어 주변이나 가족들의 도움을 받습니다.

셋째, 마비가 풀리고 의식이 완전히 돌아왔다고 바로 눕지 말고, 마음이 편안해질 때까지 잔잔한 음악을 듣거나 따뜻한 차를 마십니다.

넷째, 가벼운 스트레칭으로 긴장되어 있던 근육을 풀어줍니다.

가위눌림은 일반적으로 일시적인 경우가 흔합니다. 심리적인 것에 의지하고 싶으면 성경책이라던가 십자가 같은 것들을 머리맡에 두고 자는 것도 도움이 됩니다. 그러나 몹쓸 병에 걸린 것은 아닌가 하여 점술가나 무당을 찾아가는 것은 바람직하지 못합니다. 모든 질병이 그러하듯 약은 약사에게 병은 의사에게 묻는 것이 정답입니다.

ASMR, 백색소음은
수면에 도움이 될까?

'백색소음이 수면에 도움이 되는가?'라는 문제는 오래전부터 논란이 있었습니다. 개인마다 차이가 있겠지만 일반적인 수면 환경은 빛과 소리의 차단입니다. 잠자는 시간이 뇌가 쉬는 시간인데, 지속해서 큰 소리를 듣고 불을 켠 채 잠을 잔다면 과연 숙면할 수 있을지 의문을 가져 봐야 합니다. 백색소음은 뇌파의 알파파를 동조시켜 심리적 안정을 준다고 합니다. 그런데 인공적인 소리에는 고주파가 섞

여 있어 심리적 안정감보다는 불편함이 더 큰 것입니다. 자연의 소리를 들으면 심신이 안정되고 마음이 평화로워지는 것은 저주파 때문입니다. 아무리 숙면에 좋다는 기계음을 40dB 이하로 맞춰 듣는다고 해도 자연 음향인 빗소리와 벌레 소리 같은 자연 음보라는 못합니다.

게다가 지나치게 백색소음에 장시간 노출되면 자칫 청력 손실을 불러올 수도 있습니다. 먹방과 쿡방까지 백색소음이 유행하기 시작하면서 숙면은 또 다른 장애를 만났습니다. 아무리 맛있게 먹는 소리도 숙면에는 아무런 도움이 안 되니, 자신한테 맞는 꿀잠을 위한 저주파의 소리를 찾아야 합니다. 그렇지 못한다면 어떤 소리도 그저 소음일 뿐입니다.

코골이에
도움이 되는 자세

앞에서도 자세히 언급했지만, 코골이는 성인 인구의 절반 이상을 차지합니다. 문제는 이렇게 많은 사람이 코골이 때문에 수면 장애를 앓고 있는데도 그 심각성을 크게 인식하지 못 하는 것입니다. 코골이는 구조적으로 코에서 폐로 산소가 이동할 때 통로가 좁아졌거나 편도가 비대해져 생기는 현상입니다.

나이가 들면 근육의 탄력이 떨어지고 또 살이 쪄도 기도가 좁아져 코골이가 심해지는데, 특히 중년일 경우는 여성보다 남성이 더 많습니다. 코골이를 버려두면 심장발작과 자율신경계에 문제가 생기는데, 갱년기 증상이려니 하며 가볍게 생각하는 경우가 많습니다. 치료법은 외과적 절제술과 공기 압력으로 통로를 확보하는 양압기 착용을 처방받는 방법이 있습니다.

여기서는 집에서 할 수 있는 코골이 완화 자세를 알아봅니다.

첫 번째, 다이어트를 하면 기도의 압력이 줄어듭니다. 목 부위에 살이 찌면 기도를 압박해서 조직의 진동을 강화하기 때문에 다이어트를 하면 자연스럽게 진동이 약해집니다.

두 번째, 옆으로 누워서 잡니다. 반듯하게 누우면 혀가 기도로 말려 들어갈 수 있습니다.

세 번째, 낮은 베개를 사용합니다. 높은 베개를 베게 되면 체액의 통로를 막아 점액질이 증가하게 됩니다. 따라서 자신의 신체에 맞는 베개를 선택해서 사용하는 것이 좋습니다.

네 번째, 술과 담배를 피하고, 수면제나 안정제를 먹지 않습니다.

다섯 번째, 코골이가 심할 때는 혼자 잠을 자는 것보다 가족과 한방을 쓰는 것이 좋습니다. 코골이 환자 중에는 자칫 무호흡증으로 인한 위험한 상황이 올 수도 있기 때문입니다.

여섯 번째, 코안 씻어내기입니다. 잠을 자기 전 따뜻한 물로 샤워를 하면 콧길이 열려 숨쉬기가 편안해집니다.

밥만 먹으면
너무 졸리다?

필자의 지인 중에도 이런 사람이 있습니다. 함께 밥을 먹고 차를 마시러 카페에 들어가는 순간부터 졸기 시작합니다. 처음에는 일하느라 밤을 새워 그런가 했는데, 그는 식사할 때마다 매번 졸았습니다. 어느 때는 쳐다보기 민망할 정도로 졸아서 한참 동안 잠을 자도록 기다려준 적도 있습니다. 세상에서 가장 무거운 것이 눈꺼풀이라는 말을 실감한 것입니다.

필자도 식곤증이 있기는 하지만 그렇게 심한 식곤증이 있는 사람은 처음이라 필자가 심각하게 물어보았습니다. 아니나 다를까, 그는 단순한 식곤증을 넘어 수면 질환 환자였습니다.

일반적일 때의 식곤증은 탄수화물 섭취 시 혈당이 올라가면서 인슐린이 분비되는데, 이것이 몸속의 아미노산과 결합하면서 뇌에 영향을 주어 식곤증을 느끼게 합니다. 그래서 식후에 찾아오는 가벼운 식곤증은 낮잠을 자면 사라집니다. 하지만 일상생활에 지장을 줄 정도로 심한 식곤증에 시달린다면 수면 질환으로 의심해 봐야 합니다. 기면증 환자가 그런 경우입니다. 기면증 환자는 자신도 모르게 잠에 빠져들기 때문에 사고 위험도 매우 큽니다. 길을 걷다가 또는 무슨 일을 하다가 어느 순간 기절하듯 쓰러져 잠에 빠집니다. 잠이 많아서 그렇다거나 잠이 부족해서 그런 것으로 생각할 문제가 아닙니다.

자신의 식곤증이 과하지는 않은지, 또는 뭔가 이상한 점은 없는지 한 번쯤 확인해 봐야 합니다.

수면제와 수면유도제의 위험성

수면 장애는 많은 사람이 겪는 질병에 속하는 데 반해 그 질병의 심각성에 대해서는 비교적 인식이 낮은 편입니다. 한편으로는 수면제와 수면유도제 같은 약물 남용으로 수면 장애를 더 악화시키는 경우도 흔합니다. 가끔 뉴스화되는 연예인들의 졸피뎀 복용도 그런 맥락입니다. 이런저런 스트레스로 숙면을 취하지 못 하다 보니 몸도 마음도 온전할 리가 없습니다. 가장 먼저 할 일은 잠을 자는 것인데, 한시라도 빨리 잠들고 싶은 마음에 졸피뎀 같은 수면유도제에 의지합니다. 이후에는 쉽게 잠들었던 첫 복용의 경험을 잊지 못해 조금만 피로하면 수면유도제의 유혹에서 벗어나지 못하고 자신도 모르게 약물에 의존하는 상황에 이릅니다.

오랫동안 수면유도제와 수면제에 의존한 사람들의 특징은 수면 장애가 더 악화하였다는 사실입니다. 약물을 복용하지 않으면 가슴이 두근거리고 손이 떨리는 금단 증상이 일어나는가 하면, 뇌 기능의 저하로 기억력이 감소하고 알츠하이머병에 걸릴 위험도 크다고 합니다.

처음 한두 번의 약물 복용은 어렵지 않게 잠들 수 있으니 개운하다고 생각할 수도 있습니다. 이 때문에 의사의 진단과 처방 없이 자가진단으로 손쉽게 구할 수 있는 수면유도제를 사서 꾸준히 먹는 사람들이 많습니다. 특히 수면 무호흡증이나 심혈관 질환이 있는 환자들의 경우에는 잠을 잘 때 혈중 산소농도를 떨어뜨려 대단히 위험하다고 합니다.

숙면과 꿀잠은 건강을 보장합니다. 그러나 약물에 의지한 숙면과 꿀잠은 건강을 해칠 뿐입니다. 바람직한 방법으로 수면 건강을 지키는 것이 백 세 건강을 보장합니다.

수면제와 수면유도제 모두 향정신성 의약품에 속하는 만큼 의사의 처방 없이 복용할 경우 법적인 처벌을 받게 됩니다. 수면유도제 대신에 수면을 돕는 건강식품이나 가벼운 산책 또는 마음의 평화를 주는 음악으로 숙면 습관을 길들이는 것이 좋습니다.

수면의 질 TEST

TEST 사용법

수면의 질 테스트는 지금까지 정리한 수면 이야기를 자신의 수면에 대입시켜 테스트해 보는 것입니다. 내 수면의 질은 몇 점이고, 정상적인 수면을 취하고 있는지 확인해 봅니다. 질문지는 옥스퍼드 대학교 수면 의학과 교수이자 수면 교육 앱 슬리피오(Sleepio)를 개발한 콜린 에스피가 만들었습니다.

각각의 질문을 읽고 나에게 가장 알맞은 문항을 골라 표시합니다.

우선 지난 한 달 동안의 잠자리가 대체로 어떠했는지 떠올려 봅니다.
(★ 1점, ☆ 0점)

Q1 잠들기까지 시간이 얼마나 걸렸습니까?

1-15분 이하	★★★★	16-30분	★★★
31-45분	★★	46-60분	★
60분 초과	☆	( )점	

Q2 자는 동안 한 번 이상 깬다면, 몇 분이나 깨어 있습니까?

1-15분 이하	★★★★	16-30분	★★★
31-45분	★★	46-60분	★
60분 초과	☆	( )점	

Q3 기상 시간이 계획했던 시간보다 이르다면 몇 분 또는 몇 시간이나 이릅니까?

1-15분 일찍	★★★★	16-30분 일찍	★★★
31-45분 일찍	★★	46-60분 일찍	★
60분 초과	☆	( )점	

Q4 일주일에 며칠 정도 잠자는 데 어려움을 겪습니까?

1일 미만	★★★★	2일	★★★
3일	★★	4일	★
5-7일	☆	( )점	

Q5 자신의 수면의 질을 어떻게 평가합니까?

매우 우수하다	★★★★	우수하다	★★★
보통이다	★★	나쁘다	★
매우 나쁘다	☆	( )점	

Q6 수면 부족이 자신의 기분, 체력, 혹은 인간관계에 영향을 주었습니까?

주지 않았다 ★★★★	약간 주었다 ★★★
일정 정도 주었다 ★★	많이 주었다 ★
매우 많이 주었다 ☆	(　　)점

Q7 수면 부족이 자신의 집중력, 생산성, 혹은 각성력에 영향을 주었습니까?

주지 않았다 ★★★★	약간 주었다 ★★★
일정 정도 주었다 ★★	많이 주었다 ★
매우 많이 주었다 ☆	(　　)점

Q8 수면 부족이 전반적으로 자신을 힘들게 합니까?

힘들지 않다 ★★★★	약간 힘들다 ★★★
일정 부분 힘들다 ★★	많이 힘들다 ★
매우 많이 힘들다 ☆	(　　)점

Q9 잠자는 데 어려움을 겪은 지 얼마나 오래 되었습니까?

1개월 미만	★★★★	1-2개월	★★★
3-6개월	★★	7-12개월	★
1년 초과	☆	( )점	

Q10 수면 부족이 자신의 기분, 체력, 혹은 인간관계에 영향을 주었습니까?

전혀 주지 않았다 ★★★★	약간 주었다	★★★
일정 정도 주었다 ★★	많이 주었다	★
매우 많이 주었다 ☆	( )점	

합산 점수 ( )점

이제 각 문항에 표시한 점수들을 모두 합산합니다. 합산한 점수를 자신의 수면 상태를 평가하는 길잡이로 이용하시면 됩니다.

0-9점

수면에 '심각한 문제'가 있는 것 같습니다.
반드시 누군가의 도움을 받도록 해야 합니다.

10-18점

수면에 '약간의 문제'가 있습니다.
자신의 수면 습관을 되돌아보고 어떻게 바꿀
수 있는지 알아보는 것이 중요합니다.

19-27점

수면 상태는 '양호'합니다.
하지만 더 깊은 숙면을 취하기 위해 더 좋은
수면환경을 갖도록 노력하세요.

28-36점

수면 상태는 '매우 양호'합니다.
현재의 수면 습관을 잘 유지할 수 있도록 노력
하고 사람들과 공유하면 좋을 것 같습니다.

수면 다이어리

수면 일기의 효과

잠은 버릇이고 습관입니다. 좋은 습관은 삶에 긍정적인 영향을 주지만, 나쁜 습관은 나중에 쌓이고 쌓여 불행을 초래하게 됩니다.

좋은 수면 습관을 갖기 위해서는 자신의 현재 수면 습관과 수면 패턴 등에 대해 인지하는 것이 무엇보다 중요합니다. 이것을 가장 쉽게 할 수 있는 방법이 바로 수면 일기를 쓰는 것입니다. 매일매일 수면 일기를 꼼꼼히 작성하다 보면 자신의 수면 문제를 스스로 파악하고, 그 문제들을 개선해 나갈 수 있습니다. 그리고 좋은 수면 습관을 꾸준히 실천하여 수면의 질을 높일 수 있습니다.

반드시 지켜야 하는 수면 습관

앞서 본문에서 숙면을 위해 꼭 지켜야 하는 생활 습관과 수면 위생 등에 대해 자세히 설명한 바 있습니다. 그 중에서도 아래의 기본 원칙은 항상 되새기고 반드시 지키도록 합니다.

1. 매일 같은 시간에 잠들고 정해진 시간에 일어난다.

2. 규칙적으로 적당한 운동을 한다.

3. 카페인 음료를 피한다.

4. 잠들기 3시간 전에 식사를 마치고 과식하지 않는다.

5. 저녁 7시 이후에는 담배를 피한다.

6. 저녁에 술을 피한다.

7. 낮잠은 오래 자지 않는다.

8. 침대는 수면 이외의 다른 목적으로 사용하지 않는다.

9. 억지로 자려고 노력하지 않는다.

10. 잠자기 전 TV, 스마트폰 등을 보지 않는다.

수면 일기 작성법

Ⅰ. Pre-sleep Information

첫 번째 파트는 잠들기 전, 밤에 기록합니다.

주간 활동을 작성하는 이유는 숙면을 취하기 위한 적당한 활동을 했는지, 수면 위생을 잘 지켰는지 스스로 돌아보고 점검하기 위해서입니다.

각 문 항에 대한 답을 작성하고, 이유나 감상 등을 여백에 기록해 두는 것도 좋습니다.

MEMO에는 주간 중에 있었던 특별한 사항이나 수면에 영향을 미칠만한 행동을 한 것이 있다면 기록합니다.

Ⅱ. Sleep Pattern

두 번째 파트는 수면 패턴을 알아보기 위한 질문으로 아침에 일어나서 작성합니다.

MEMO에는 수면을 위한 계획이나 다짐, 목표 등을 적습니다. 잘못된 습관이나 수면 장애가 있다면 반드시 극복하고 개선 될 수 있다고 믿고, 긍정적인 메시지를 기록하며 하루를 시작하면 좋습니다.

	정보	Day 1 /	Day 2 /	Day 3 /
잠들기 전 기록	저녁 식사 (시간/메뉴)			
	운동 (종류/총시간)			
	카페인 / 술, 담배 (섭취량)			
	약 (종류/복용량)			
	낮잠 (잠든시간/총시간)			
	MEMO			
일어난 후 기록	잠자리에 든 시간			
	잠드는 데 걸린 시간			
	일어난 시간			
	일어난 방법			
	실제 수면 시간			
	자는 동안 깬 횟수 / 시간			
	잠자기 직전 한 일			
	수면의 질 점수 (1점 ~ 5점)			
	MEMO			

정보	Day 4 /	Day 5 /	Day 6 /	Day 7 /
저녁 식사 (시간/메뉴)				
운동 (종류/총시간)				
카페인 / 술, 담배 (섭취량)				
약 (종류/복용량)				
낮잠 (잠든시간/총시간)				
MEMO				
잠자리에 든 시간				
잠드는 데 걸린 시간				
일어난 시간				
일어난 방법				
실제 수면 시간				
자는 동안 깬 횟수 / 시간				
잠자기 직전 한 일				
수면의 질 점수 (1점 ~ 5점)				
MEMO				

	정보	Day 1 /	Day 2 /	Day 3 /
잠들기 전 기록	저녁 식사 (시간/메뉴)			
	운동 (종류/총시간)			
	카페인 / 술, 담배 (섭취량)			
	약 (종류/복용량)			
	낮잠 (잠든시간/총시간)			
	MEMO			
일어난 후 기록	잠자리에 든 시간			
	잠드는 데 걸린 시간			
	일어난 시간			
	일어난 방법			
	실제 수면 시간			
	자는 동안 깬 횟수 / 시간			
	잠자기 직전 한 일			
	수면의 질 점수 (1점 ~ 5점)			
	MEMO			

정보	Day 4 /	Day 5 /	Day 6 /	Day 7 /
저녁 식사 (시간/메뉴)				
운동 (종류/총시간)				
카페인 / 술, 담배 (섭취량)				
약 (종류/복용량)				
낮잠 (잠든시간/총시간)				
MEMO				
잠자리에 든 시간				
잠드는 데 걸린 시간				
일어난 시간				
일어난 방법				
실제 수면 시간				
자는 동안 깬 횟수 / 시간				
잠자기 직전 한 일				
수면의 질 점수 (1점 ~ 5점)				
MEMO				

	정보	Day 1 /	Day 2 /	Day 3 /
잠들기 전 기록	저녁 식사 (시간/메뉴)			
	운동 (종류/총시간)			
	카페인 / 술, 담배 (섭취량)			
	약 (종류/복용량)			
	낮잠 (잠든시간/총시간)			
	MEMO			
일어난 후 기록	잠자리에 든 시간			
	잠드는 데 걸린 시간			
	일어난 시간			
	일어난 방법			
	실제 수면 시간			
	자는 동안 깬 횟수 / 시간			
	잠자기 직전 한 일			
	수면의 질 점수 (1점 ~ 5점)			
	MEMO			

정보	Day 4 /	Day 5 /	Day 6 /	Day 7 /
저녁 식사 (시간/메뉴)				
운동 (종류/총시간)				
카페인 / 술, 담배 (섭취량)				
약 (종류/복용량)				
낮잠 (잠든시간/총시간)				
MEMO				
잠자리에 든 시간				
잠드는 데 걸린 시간				
일어난 시간				
일어난 방법				
실제 수면 시간				
자는 동안 깬 횟수 / 시간				
잠자기 직전 한 일				
수면의 질 점수 (1점 ~ 5점)				
MEMO				

	정보	Day 1 /	Day 2 /	Day 3 /
잠들기 전 기록	저녁 식사 (시간/메뉴)			
	운동 (종류/총시간)			
	카페인 / 술, 담배 (섭취량)			
	약 (종류/복용량)			
	낮잠 (잠든시간/총시간)			
	MEMO			
일어난 후 기록	잠자리에 든 시간			
	잠드는 데 걸린 시간			
	일어난 시간			
	일어난 방법			
	실제 수면 시간			
	자는 동안 깬 횟수 / 시간			
	잠자기 직전 한 일			
	수면의 질 점수 (1점 ~ 5점)			
	MEMO			

정보	Day 4 /	Day 5 /	Day 6 /	Day 7 /
저녁 식사 (시간/메뉴)				
운동 (종류/총시간)				
카페인 / 술, 담배 (섭취량)				
약 (종류/복용량)				
낮잠 (잠든시간/총시간)				
MEMO				
잠자리에 든 시간				
잠드는 데 걸린 시간				
일어난 시간				
일어난 방법				
실제 수면 시간				
자는 동안 깬 횟수 / 시간				
잠자기 직전 한 일				
수면의 질 점수 (1점 ~ 5점)				
MEMO				

‖ WEEK 5 ‖

	정보	Day 1 /	Day 2 /	Day 3 /
잠들기 전 기록	저녁 식사 (시간/메뉴)			
	운동 (종류/총시간)			
	카페인 / 술, 담배 (섭취량)			
	약 (종류/복용량)			
	낮잠 (잠든시간/총시간)			
	MEMO			
일어난 후 기록	잠자리에 든 시간			
	잠드는 데 걸린 시간			
	일어난 시간			
	일어난 방법			
	실제 수면 시간			
	자는 동안 깬 횟수 / 시간			
	잠자기 직전 한 일			
	수면의 질 점수 (1점 ~ 5점)			
	MEMO			

정보	Day 4 /	Day 5 /	Day 6 /	Day 7 /
저녁 식사 (시간/메뉴)				
운동 (종류/총시간)				
카페인 / 술, 담배 (섭취량)				
약 (종류/복용량)				
낮잠 (잠든시간/총시간)				
MEMO				
잠자리에 든 시간				
잠드는 데 걸린 시간				
일어난 시간				
일어난 방법				
실제 수면 시간				
자는 동안 깬 횟수 / 시간				
잠자기 직전 한 일				
수면의 질 점수 (1점 ~ 5점)				
MEMO				

|| WEEK 6 ||

	정보	Day 1 /	Day 2 /	Day 3 /
잠들기 전 기록	저녁 식사 (시간/메뉴)			
	운동 (종류/총시간)			
	카페인 / 술, 담배 (섭취량)			
	약 (종류/복용량)			
	낮잠 (잠든시간/총시간)			
	MEMO			
일어난 후 기록	잠자리에 든 시간			
	잠드는 데 걸린 시간			
	일어난 시간			
	일어난 방법			
	실제 수면 시간			
	자는 동안 깬 횟수 / 시간			
	잠자기 직전 한 일			
	수면의 질 점수 (1점 ~ 5점)			
	MEMO			

정보	Day 4 /	Day 5 /	Day 6 /	Day 7 /
저녁 식사 (시간/메뉴)				
운동 (종류/총시간)				
카페인 / 술, 담배 (섭취량)				
약 (종류/복용량)				
낮잠 (잠든시간/총시간)				
MEMO				
잠자리에 든 시간				
잠드는 데 걸린 시간				
일어난 시간				
일어난 방법				
실제 수면 시간				
자는 동안 깬 횟수 / 시간				
잠자기 직전 한 일				
수면의 질 점수 (1점 ~ 5점)				
MEMO				

참고문헌

서진원, 《굿슬립 굿라이프》, 도서출판 북산, 2018.
아리아나 허핑턴, 《수면혁명》, 정준희 역, 민음사, 2016.
국민건강보험공단 자료 참조 https://blog.naver.com/nhicblog
미국수면재단(NSF) 자료 참조 https://www.sleepfoundation.org

슬기로운 수면생활

1판 1쇄 발행 2021년 9월 23일
1판 1쇄 인쇄 2021년 9월 27일

지은이 서진원

펴낸이 정용철 **편집인** 이경희, 김보현 **디자인** ⓒ단팥빵
제작 제이킴 **마케팅** 김창현 **홍보** 김한나
인쇄 (주)금강인쇄

펴낸곳 도서출판 북산
등록 2010년 2월 24일 제2013-000122호
주소 서울시 강남구 역삼로 67길 20, 201호
전화 02-2267-7695 **팩스** 02-558-7695
홈페이지 www.glmachum.co.kr **이메일** glmachum@hanmail.net
블로그 blog.naver.com/e_booksan **페이스북** facebook.com/booksan25

ISBN 979-11-85769-38-7 03510